北山医案
生生堂治验

著者——

北山友松
中神琴溪

皇汉医学系列丛书

主编 刘星

山西出版传媒集团
山西科学技术出版社

总　序

中医学历史悠久，源远流长，影响深远，最有代表性的是对日本的影响。

日本把中医叫作汉医，日本研究中国医学的学者，更是称中医学为皇汉医学。

日本自隋唐与中国相通以来，所习之医皆神农以来之学说。因《内经》《难经》之书名，始见于《汉书·艺文志》，而张仲景又为汉代人，中医界十分重视《伤寒论》一书，所以称中医为汉医。千百年来，日本汉医名家林立，著作之可传者指不胜屈，而所藏中国医书之佚本、绝本尤多（萧龙友语）。

20世纪初，西医东渐，对中医的发展造成一定的威胁。在日本，汉医同样受到了冷落。但是，日本学者很快就发现，西医之治疗有时收效尚不如汉医之捷而灵、稳而当。于是，倡导皇汉医学者遵承丹波元坚等名家所辑之书、所习之学，立社演讲，从而光大之，而这些著作也随即风行一时。世界书局根据这一情况，邀请陈存仁先生编辑《皇汉医学丛书》。陈存仁先生经过数年努力，从在日本搜集到的数百种中医著作中，选择最有价值的书籍，编辑为《皇汉医学丛书》。其中包括总类 8 种，有《内经》《难经》等医经注释及考证、传略、目录等著作；内科学 19 种，主要为《伤寒论》《金匮要略》《温病条辨》等典籍文献的研究、注解；外科学 1 种；女科学 3 种；儿科学 3 种；眼科学 1 种；花柳科学（性传播疾病）1 种；针灸学 4 种；治疗学 1 种；诊断学 1 种；方剂学 10 种，含名方、验方、家藏方、方剂词典、古方分量考等内容；医案医话类 11 种；药物学 8 种；论文集 1 种，汇集了 20 世纪初日本汉医研究的精华。有些文献内容在国内已经失传，日本反而保存无恙，如接骨学，国内医籍仅见于《证治准绳》《医宗金鉴》中，日本却有其专辑，并附有图谱，手术姿势无不详备，接骨的方药也为不经见之家传方剂。又如，腹诊之术，国内已完全失传，而日本汉医书籍中有之；生产、手术、探宫、通溺，日本也能祖述中医之方法；眼科则打破五轮八廓之妄，针灸科则改定经穴取七十穴而活用之（陈存仁语）。编辑这套丛书的目的，"其意不独欲介绍日本之新旧学说，且将使读者对比互勘，于医学有深切认识与辨别"（徐相任语）。陈存仁先生认为，这些图书中"日本多记氏谨严之逻辑，丹波氏诠释，东洞氏自立一派，汤本氏独抒卓见，宫献氏研究精密，冈西氏征引博洽，以及久保氏之科学见地，岩崎氏之治学功夫，并足称述，可为则例。其所撰著，必有足以启导吾人研究之方法与趣味者"。

汉医与中医一脉相承，在我们继承和发掘中医前辈们的学术经验时，日本的前贤同样是我们应该认真学习的榜样。他们确实在中医学术上有着踏踏实实的学问，他们的很多著作至今仍然对中医的发展产生着积极影响，具有极高的参考价值。这些著作的作者在国内的知名度相当高，可以说是家喻户晓，比如丹波元简、丹波元坚、丹波元胤、山田宗俊、吉益为则、长尾藻城等。

《皇汉医学丛书》不仅给我们提供一条了解日本汉医学的途径，也为我们学好中医、运用好中医理法方药提供了一批重要的海外中医参考文献。

本套丛书于 1936 年至 1937 年陆续刊行后，人民卫生出版社曾于 20 世纪 50 年代出版过单行本。此后直至 1993 年才再经上海中医学院（现名上海中医药大学）出版社重刊。目前，全套丛书市面上已经找不到，读者要一睹丛书全貌极为艰难。为了满足广大读者的需要，为了适应现代人读书的习惯，我们组织中国中医科学院、广西中医药大学、山西中医药大学等单位众多专家和研究人员，用了 6 年多的时间，对原丛书进行了全面点校，将原来繁体字、异体字的竖排本改为规范的简化字横排本予以出版，并对疑难字词添加了注释，希望能得到广大读者的喜爱。

最后，希望本书的出版对于中医的发展能有所启迪，并希望有识之士对书中不妥之处提出宝贵的意见，以使本书更加完善。

凡　例

一、《皇汉医学丛书》自 1936 年上海世界书局出版以来，深受读者喜爱，其中的许多著作已经成为中医界重要的参考书或工具书。

二、原版《皇汉医学丛书》由于文字为繁体及异体字、竖排，无现代标点，给现代人阅读带来了很多困难。简体点校版为规范简体、横排、加现代标点，所以读者阅读起来会轻松很多。

三、丛书中引用的前人作品名称及前人名称，没有统一的说法，如《灵枢·小针解》《灵·小针解》《小针解》及《阴阳应象大论》《阴阳应象》等，为了尽量保持丛书原貌，新版丛书没有进行统一。

四、原丛书中"左""右"二字，改为横排后，根据语义改为"上""下"等。

五、原丛书中"按语""案语"混用，现统一使用"按语"，如坚按、简按。

六、原丛书中的缺字用"□"表示，如果通过查阅资料，已补入缺字，则将"□"去掉。

七、对于原丛书中不符合现代人阅读习惯的词语，尽量改为符合现代人阅读习惯的词语。如丸药的"丸"，原丛书中经常写作"圆"。在不影响原书语意的情况下，丛书统一改为"丸"。如，将"补中益气圆"改为"补中益气丸"，将"乌梅圆"改为"乌梅丸"等。

八、穴位名称统一改为国内使用的名称。如，大渊，改为太渊；大溪，改为太溪；太钟，改为大钟等。

九、原丛书在引用他书内容时，可能出现与所引用的著作文字有出入的情况，简体点校版经核对后会改正，有些通过注释的方式加以说明。

目　录

北山医案

提要 ……………………………………… 2

凡例 ……………………………………… 3

卷上 ……………………………………… 5

气郁食滞 ………………………………… 5

好酒失眠 ………………………………… 6

卒中险症 ………………………………… 7

气中猝倒 ………………………………… 9

痰喘斑疹 ………………………………… 11

疟疾伤胃断食 …………………………… 13

飧泄 ……………………………………… 16

泄泻 ……………………………………… 18

疟后肝经虚寒 …………………………… 21

痔疾下血 ………………………………… 22

怒气郁结浮肿 …………………………………… 24

纵饮冷酒吐血 …………………………………… 25

疮疡 ……………………………………………… 27

背俞发疡 ………………………………………… 29

背疡痈毒 ………………………………………… 30

腰脊生疡 ………………………………………… 32

卷中 …………………………………………… 33

治某侯病之案 …………………………………… 33

卷下 …………………………………………… 63

风劳 ……………………………………………… 63

吐泻 ……………………………………………… 66

肛痈 ……………………………………………… 66

内痔 ……………………………………………… 66

淋浊 ……………………………………………… 67

目疾变证 ………………………………………… 68

疟后变证 ………………………………………… 68

疟后瘕疾 ………………………………………… 68

头痛眩晕 ………………………………………… 69

胸痛失眠 ………………………………………… 70

喉右结核 ………………………………………… 70

左胁动气 ………………………………………… 70

耳鸣身痛 ………………………………………… 71

发斑 …………………………………………… 71

痰嗽 …………………………………………… 71

耳鸣脚弱 ……………………………………… 72

头痛耳聋 ……………………………………… 72

潮热发斑 ……………………………………… 73

疝瘕恶候 ……………………………………… 73

胸胁动气 ……………………………………… 74

腹冷跗肿 ……………………………………… 74

腹痛肚胀 ……………………………………… 74

疝瘕 …………………………………………… 75

狐疝痔漏 ……………………………………… 75

伤食痞气 ……………………………………… 76

心腹胁痛 ……………………………………… 76

积气眩晕 ……………………………………… 77

鼻痔 …………………………………………… 77

潮热盗汗 ……………………………………… 78

肿泻绝症 ……………………………………… 79

咳嗽 …………………………………………… 80

棱骨痛 ………………………………………… 80

麻痹不遂 ……………………………………… 80

咳嗽夜剧 ……………………………………… 81

痰嗽痹弱 ……………………………………… 81

四肢痛痹 ……………………………………… 81

鱼口结块 ……………………………………… 82

内障失明 ……………………………………… 82

头痛目眩 ……………………………………… 83

泻痢 …………………………………………… 83

结气冲动 ……………………………………… 84

羸弱 …………………………………………… 84

咳血 …………………………………………… 84

脚气 …………………………………………… 85

内痔 …………………………………………… 85

疳疮 …………………………………………… 85

下疳疮毒 ……………………………………… 86

手战舌强 ……………………………………… 86

痘疮 …………………………………………… 87

痰核 …………………………………………… 87

脱肛 …………………………………………… 88

项下肿核 ……………………………………… 88

肝郁血瘀 ……………………………………… 89

健忘怔忡 ……………………………………… 90

血块冲动 ……………………………………… 90

脚气危候 ……………………………………… 91

卒中痰厥 ……………………………………… 91

头痛 …………………………………………… 149

背痛肢挛 ………………………………………… 149

痫狂 …………………………………………… 150

胸痛 …………………………………………… 150

麻木 …………………………………………… 150

头疮 …………………………………………… 151

肿满 …………………………………………… 151

蛔虫 …………………………………………… 151

产后齿腭肿痛 …………………………………… 152

脚气 …………………………………………… 152

反胃 …………………………………………… 153

下利 …………………………………………… 153

婴儿口肿 ………………………………………… 154

痘疮 …………………………………………… 154

脚气 …………………………………………… 154

产后呕吐 ………………………………………… 155

吐血 …………………………………………… 155

产后水饮呕吐 …………………………………… 156

肿满 …………………………………………… 156

小儿郁病 ………………………………………… 156

胸痛呕吐 ………………………………………… 157

泡疮 …………………………………………… 157

蓄血 …………………………………… 158

反胃 …………………………………… 158

寒热 …………………………………… 158

遗毒 …………………………………… 159

儿头杵伤 ……………………………… 160

跌仆成痫 ……………………………… 160

胀满 …………………………………… 160

笑病 …………………………………… 161

肿胀 …………………………………… 161

痧证暴发 ……………………………… 162

鼓胀 …………………………………… 162

疳虫 …………………………………… 163

腹痛 …………………………………… 164

经来腹痛 ……………………………… 164

阳明热厥 ……………………………… 165

梅毒身痛 ……………………………… 165

咳嗽臭痰脓血 ………………………… 166

紫斑 …………………………………… 167

下血 …………………………………… 167

中暑 …………………………………… 167

便秘 …………………………………… 168

发疹 …………………………………… 168

恶阻 ·························· 169

漏产浮肿 ····················· 169

痧毒眩倒 ····················· 170

蛔虫腹痛 ····················· 170

梅毒头痛目翳 ··················· 171

梅毒咳嗽潮热 ··················· 171

传尸劳药 ····················· 172

腹痛吐酸 ····················· 172

耳轮作痛 ····················· 173

右身不仁 ····················· 173

寒饮呕吐 ····················· 173

头痛眩晕 ····················· 174

痞满恶食 ····················· 174

眩晕 ······················· 174

鹤膝风 ····················· 174

腰痛 ······················· 175

霍乱 ······················· 175

耳聋腰曲 ····················· 175

背疡 ······················· 176

腹痛 ······················· 176

瘀热发黄 ····················· 177

背疽 ······················· 177

脱疽 ·· 178

胫不仁便常秘 ································ 179

腹痛脚挛 ·· 179

膝肿脚痛 ·· 180

虫蛊痢 ·· 180

胃中停水 ·· 181

血证 ·· 181

梅毒耳聋喉烂 ································ 182

奔豚 ·· 183

北山医案

北山友松

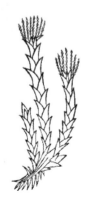

提　要

本书是日本汉医学家北山友松的遗作。

北山友松精于医学，深得《内经》《难经》《神农本草经》等精蕴，对张仲景、李东垣等医家著作颇有研究。北山友松去世后，他的孙子北山修道对北山友松的遗作进行了重新整理，取名为《北山医案》。

本书介绍了北山友松生平治病的经典医案。这些医案记述全面，脉证俱详，且多诊治过程中的治疗思路及中医经典著作的相关论述，既用经典论述作为辨证论治的指导原则，又用疗效来印证经典的权威与正确性。

本书为临证手录，所以全书不饰文辞，通俗易懂。

凡　例

一、卷首（指卷上）所载十余案，最多所发明，乃治病求于本之切要者也，故冠于初卷（指卷上），以为子弟之楷式。

二、每案临床撮药之际，忽忽手录，敢不饰文辞，今皆依旧案中首尾，有同方者，有换方至三五次者，可以见其前后缓急之法。

三、案中某人州里姓字，或录或否，望问之间，不遑详录也。

四、每剂所用药品，生半夏汤洗七次也，生橘皮去白不炒，生黄芪、生附子、生川乌头、生南星之类，皆不煨熟也；川芎酒炒，麻黄不去根节者，欲缓其性也；栝楼带壳粗锉炒过，盖取速入于肺也。

五、药剂分量，皆用国秤也，卷尾所载独立老人用药方，亦同于此。古方分铢稍异者，乃录于每药下，使以知各有所取用焉。

六、卷末所附独立老人用药方，乃吾翁所受于老

人者也。脉论精当，可以为医则矣，故附之。独立者，
闽人也。从某禅东来，寓于长崎，通《素》《灵》及
《本草》，善医术。

医唯疑议乎药哉?"常德曰:"某甲今日知成医之道矣。"予曰:"何也?"对曰:"熟读《内经》,暗记《本草》而已。"予曰:"贤者易言,良马易御。子之谓也。"

痰喘斑疹

北滨宇和岛氏,年甫十三,患吼喘,声闻阃①外,且发斑疹,搔之加痒。使婢数辈,隔生绢按之摩之。其母舅志源翁请予诊之,云:"外甥生未满月,发小疮加痱加痤。一哑科云:'是胎毒也。'服以摆药,敷以末药,其毒起伏不已。至于孩笑才痊八九,又变痰喘,而请阪阳儿医殆尽,又访京师出名孺师,莫不求治。治之一旦似痊,过时又作。凡出京者七,赴界者三,近乡草医,遍请诊视,或针或灸,自孩至于舞象并不脱体矣。未审日后能成人乎?"予细视之,精神虽固,身体矮小,年至十三,恍如髫龄。诊之浮弦而促。予曰:"经曰:'夫五脏之有疾也,譬犹刺也,犹污也,犹结也,犹闭也。刺虽久,犹可拔也;污虽久,犹可雪也;结虽久,犹可解也;闭虽久,犹可决也。或言久疾之未可治者,未得其术也。'由此论之,令甥未在

① 阃:门槛。

— 11 —

死症,设得明眼医师下手,安有弗痊之理乎?"翁低首以手加额曰:"欲烦先生留神调治,痼疾愈日,报恩有地也。"予笑曰:"报恩且置,只图试药耳。"因与《大全》千金丹三分,磨水食远服一次,喘减十之二;临卧再进一服,又减十之五;次日又进,又减十之七;临卧复进,其夜吼喘定而熟睡不觉至日出矣。翁与父母大喜曰:"小儿得病尔来,未有如昨夜之安眠也。"请求煎药杜后。予曰:"斑疹未痊,须臾服之,以至疹退则停药。晬日然后以汤药荡之,未为晚矣。"翁曰:"一药能治二疾,甚奇事也。"予曰:"证变二三,良由外科敷药逼毒入于肌里膜外,溜于胸膈,变成痰涎。因天之阴晦,时之寒暄,食之增损,是皆能令发喘,又发疹也。其标以异,其本一也。所以一药之兼治二疾也。"后遂与阎氏和中散去黄芪,加陈皮,每帖一钱许加姜、枣各三分,煎成日服一帖,至五百余日,脉和而不促,乃止药。或问:"小儿用药,将及一年有半,无乃过多乎?"予曰:"《三部九候论》曰:'先去后调,无问其病,以平为期。'由斯言之,更服百日,未为多也。此儿盖因屡服退疹、祛痰、止喘杂霸之药多年,故体亦不能长,费调理也。"如此焉停药,后身长体胖,日愈一日。一年间,裁缝衣着者三,以至于加首服之时焉。

疟疾伤胃断食

一大夫加纳氏，壬午秋杪①于江府患疟。某府侍医酒井三伯与冈本友菊商治，或清或攻，或用独参出入。五十日余，寒热似退，四体羸尫，不能起于眠褥，大、小便时令侍士数辈昇②出于闇室。又虑风湿再袭，用纸屏围之，劳神也多矣。且恶食气，不食完谷，口舌干燥，而又吐涎，只饮汤水者十日余矣。其亲友中川氏素知医事，乃问于三伯曰："加纳氏沉疾将两月矣，日重一日，且又断食，未知安否，其脉色何如？"三伯曰："外候乃众士目击，其疾沉笃不在言也，论其脉弱甚，盖脾胃绝症也。"中川氏错愕曰："胃气绝难再生也，易他医如何？"伯曰："一任加纳氏之意矣。"于是与在府亲戚诸士商议，另请他医。众士一齐愿请予下手。中川氏曰："此举是也。吾欲再举一医为之副何如？"众亲士曰："敢问其举？"中川氏曰："吾所举者，祇园顺庵也。顺庵常以师长待北山氏，而北山氏亦以友弟视顺庵也。今大夫病危，非日夜诊视，临时处置，则失机宜，若再一变，则无起日矣。且二人之

---

① 秋杪：杪，年、月或季节的末尾，即秋末。
② 昇：扛；抬。

见，或胜一人之识，未可料也。使顺庵把匕副之，北山氏直言正之，乃一举两得之谋也。"众从其言，乃禀某侯临危换医之事。侯然之，遂命："召二人同诊。"临夜，至邸诊之。左微弱，右弦弱。予曰："今夜只用参汤补接，待来晨再诊，而后相议药方可也。"众从之。于是，翌早天光时候，再到而诊视。时顺庵侍某侯夫人直邸，路遥来晏，适予有某邸之行，日暝回寓。顺庵乃待予回于寓，曰："向诊大夫之脉，与昨无异，乃因日夜阙服，朝来大夫请药甚急，亲士议曰：'暂撮一帖先煎，待先生回时领教未迟。'以故从众撮一帖，而付之也。"予曰："是何药剂欤？"曰："六君子汤加麦门、白豆蔻耳。"予良久大笑曰："吾由子能解《内经》，能辨《本草》，将谓良材矣，临病必也能干，原来只如此耶。"曰："请大教。"曰："吾为子述子之臆度可乎？"曰："诺。"曰："脾胃怯弱，不能起居，主用四君；吐涎似痰，主用二陈；口舌干燥，润以麦门；恶闻食气，醒以豆蔻。且夫六君、豆蔻，薛己以后，名医借此补益脾胃，医案多多，故效颦也。"顺庵曰："实如先生之说，未审有何不是？"曰："子于端午见俗绘纸旗上的桥辨庆乎？"顺庵罔措。予笑曰："牛若子右手扬刀，左手举扇，脚穿木屐，且踏栏杆，未审都能成功乎？"顺庵颇解其事，曰："每闻先生戏论，使小子通身流汗也，其过且置，望先生垂教而改之。"

予曰："钱氏白术散何如？"曰："中有木香，未审可乎？"曰："此正是张易水教李东垣调中益气方中橘皮之下有云'如腹中气不转运，加木香一分'者是也。大夫于今恶食气，唯饮汤者，由腹中气不运也，借藿香之芬芳，与木香斡旋同功，则思食而不恶也。"曰："若气转而思食，则不用木香而加陈皮何如？"予嘉之曰："举一反三者，子之谓也。然方中人参须倍用之才当矣。所以然者，曾闻前医调治，或用柴平，或小柴胡，或截疟饮，或养胃汤，各有人参在乎方中矣。且又另煎独参汤，而间服矣，然则不倍黄、参，恐保中气之力弱矣。"顺庵然其言，即撮白术散加倍人参，其木香只用一分许怀之，至病家而易自撮之前药云。服三帖，粥饮进；五帖后，颇知谷味；至第三夜有少烦热。次晨又请予议药，顺庵曰："夜来之烦，莫非木香之咎乎？"予曰："脉无变易，非药之为也。但多日不食，恐一时喜食，食气浃洽而致然乎。东垣所谓'若喜食，一二日不可过食，恐损胃气，而生热也'，须薄味之食，或美食助其药力，益升浮之气，而滋其胃气也。""然论虽如是，退烦之物，不可不备也。子将加酒芩乎？抑加黑栀乎？"顺庵拟议，予解颐曰："子平日强记《本草》，何不应此期会乎？"顺庵默然。予曰："久病未复，脾气未充，苦寒之物，绝不可饵，唯一味竹叶甘寒，可充五七叶清其胃气可也。"顺庵大悦，手搭席曰："利名共得者，谓斯事也。"如前法出入，调养五十余日，诸见症平复，六脉和顺，而右关弦脉尚在。予曰："须加芍药可也。"顺庵曰："当归、芍药，曾用数回矣。"予曰："何不用酒以砂锅炒香?"曰："何也?"曰："用酒炒香而用土器，则理脾而伐肝，能退土中之木也。"曰："唯然。"他日，加纳氏令椿一游翁特差使致谢云："嗣子此番沉痼，遥闻先生用意居多，所以百死之中，而得一生，所谓绝后更苏者也。此恩此德，难以补报者。由先生赐嗣子于老夫，而为送老之药也云。"

飧 泄

癸丑春仲，小徒元贞报曰："有一野夫，年三十岁许，自天明至门，自诉亲父为患泄泻五十余日。先发寒热，不食，日夜泄五七度，因请医士调治二十日许，热虽退，而进些粒食，则完谷不化，泄出原物，日将十次，或带血丝，或如泔浆。因求一医，又加腹痛，四体消瘦，不能起坐。又请一老医诊视，医曰：'痢疾也，泄泻变痢，在法难治。'固辞而去。举乡期之必死，兹因母氏痛哭云'尝闻纪州伯父僧某极言门下起死回生之盛德多多'，以故母氏流涕云：'你为人子，岂无请医救亲之念乎?'某云：'苟有可为，舍身何惜？'母云：'你忘却伯师常举当时明医乎？'某闻之，魂不附体，放下诸事，连夜飞跑，既至潭府，又无申诉之缘，坐以待旦，直至门开而已。且自因由乞怜于小字辈耳。"予闻之，出厅呼入相见。见其手足皲皲，粗衣褴褛，着麻裤，舍短刀，膝行俯首而进，徐徐诉自如此如此。予闻之曰："就你之言，病乃重耳，吾当拨暇便去。"渠大喜，随轿先导，直至鸟饲新家村也。父母闻之，含涕欢喜，亲眷莫不踊跃焉。茶罢为之诊视，一如其子之说，然其泄虽久，精明未坏，脉之浮弦而小。《脉要精微论》曰："病成而变者，风成为寒热。"又曰："久风为飧泄。"盖风从木化，久风不已，则脾土受伤而下利清谷，病名飧泄也。《阴阳应象大论》亦曰："春伤于风，夏生飧泄。"亦此类也。且其乡，四至水田，一带大河，长流不断，其卑湿不待言也。因撮人参败毒散二钱五分一帖，内人参焙用五分，加陈粳米五分、生姜五分，水二钟，煎八分，作三次温服。云良久间，其内人哭至吾前云："丈夫不幸将绝，而灵药亦难救济也。"予曰："何故乃尔？"内人云："即今药成病夫如教服之，一口辄大吐逆，颜变足冷，唯待毙耳。"予忆药病投机，安有急变之理？毕竟煎法有弊。乃问曰："水洁净乎？"曰："净也。"曰："持药罐来看。"其子携至座前，予啜药一口，药极淡而有臭气。揭而视之，乃用旧小袋煎之也。袋小药多，

— 17 —

筑而装之，又不先沸其汤，就生水急煎，故其恶臭也如此耳。予打开药囊，取出一新绢袋而与之，令将前药装于新囊之中，用苇薪煮之，命子伺候药成，令病人再服数口。病人服之曰："我胸开矣。"更服之，曰："我心快矣。"其妻子亲族大服予之定虑，乃叹曰："非神医，岂能知吾辈之误事乎？"予回时再撮五帖而与之，曰："三日后再通好消息也。"三日后，其子来报喜曰："愚父蒙台下神药，病瘥十之八矣。"予详问始末，而后改用东垣清暑益气汤，每帖二钱五分，仍用人参五分，或去麦门、当归，或加粳米、粟米，出入增损，六十余帖告瘳焉。至今时馈尝新物色不绝，谓报德也。斯民也，身居野外，义胜士子者多矣。

泄　泻

河州佐藤善性，年七旬，舁病来寓求治于予。医士善龙相随，详言得药始末云："三年前，中元后，伤于冷面，吐泻交作，用香砂六君辈，吐止而泻未止。法眼山田元真以胃苓汤而泻止。厥后，凡食冷食或多食辄泻。元真以为脾胃虚弱，以补中益气汤加砂仁、木香之类。凡五阅月，或止或泻，改用参苓白术散，以枣汤调下，泻未止而恶食，故停药月余。去秋，请青木玄知老医，用六君、木香、升麻、柴胡服至八十帖许，昼间之泻虽止，夜来依旧泻二三次，腹胁作声漉漉，溏泄如冷水焉，乃去升、柴，加干姜，调理半年，颇不恶食，肠鸣虽已，夜泄自若。今春再请法眼元真主药，真曰：'老人久病不宜强责效验，须多服补养中气之药，自有平安之时。'又为之灸肺、脾、肾三俞各五十壮，待灸疮愈再报。前日壮数愈了，复报谓此二俞不可断灸疮也，所以然者，三脏虚甚，非特参、术补药所能作效而除其病根矣。善性然之，孟春始灸，孟夏报之，孟秋又报其泻仍作，甚则夜三昼一，缓则夜行二次，自始至今，经三年所，其泄每夜无间断，故心甚疲困，面色青惨。年且七十，未知老病可能生乎？"予诊视其精明未陷，气息自若，言虽轻微，语有收摄。脉之左手关尺弦微，右手三部沉中带弦。予问之曰："素有疝气乎？否乎？"曰："无。"又问："耐夏不耐冬乎？"曰："然"。予微笑曰："吾药能生，不死病也。"于是撮《正传附余》当归厚朴汤二帖，以与之，限今日服至明旦尽二帖，再来诊视焉。次早复来求诊，其脉大抵相似于昨，其面有喜色焉。曰："每夜行圊二三，昨服贵剂，昨夜只通一度，且不觉冷，而只溏耳。自得病以来，饵药不缺人参矣，即今蒙赐之药，甚辣不可于口也。"予厉声曰："善性，汝能酒乎？"曰："否"。予曰："汝既不饮，则砂糖与糗何如？"善性自知失言，唯唯而已。予曰："医者诊病撮药，与老吏据案结款相似，故临机会难容一针之私，岂可因口之好恶而失治病之机，乃丧百年之命乎？"性曰："三年之疾，一旦将痊，喜而不胜，其所以错言者在乎是也，望先生谅之。"予遂与前剂二帖，照昨夜服之。次日，脉色柔顺，因连与十五帖，泄泻止，面色润，饮食甘，起居便矣。后教善龙调剂黄芪建中汤百十帖，而得痊愈。原方用良姜五两，官桂三两，当归、厚朴各二两，上锉，每三钱水煎，食前服。余应奎云："治肝经受寒而色青，惨厥而泄利者用之。"经曰："肾司闭藏，肝司疏泄。"肝肾气虚为病泄泻何也？盖肾者，所处在下，大、小二便之门户；而肝者，又为门户约束之具。肝、肾气壮，则能闭能束，故不泄泻。肝肾气虚，则闭束失职，故泄泻也。又，肝者，脾之贼，肝经正虚邪盛未能制土，亦作泄泻，此当归厚朴汤所以实肝而止泻也。再按前方乃治心腹绞痛如刺、两胁支满烦闷、不可忍之高良姜汤也。四味中只当归用三两，余药数相同也，出《千金·心脏方》中矣。予得余先生之教，凡有腹内久冷肠鸣泄利，服补脾胃诸药不应，脉之沉弦缓小，证属肝经虚寒者，投之必见其效。因查本草诸说，唯张元素有入足太阴、阳明经之言，无入足厥阴之说矣。大明氏①有"主治转筋

---

① 大明氏：日华子，唐代本草学家，原名大明。

泻痢"之言者，盖兼入肝、脾、肾之谓乎？待明者辨之。

疟后肝经虚寒

在江户治一酒户妇人，年三十许。原娼家从良者，娶三年后生一女孩，形容端正，亲族爱重焉。然其女多病，父甚爱惜之，每啼号便责其妇不知抚育，或少病亦责其妇不知母道，故令儿有所苦焉。其妇吞尽辱骂，尝尽辛辣，少无怨恨人天之心，且事姑竭诚致敬，世稀有也。闻前年秋，患疟三十多日，服清脾养胃诸药而瘳。今春末腹胁支满，手按之，则自期门有声漉漉，鸣至章门、京门，以至五枢上下，或以谓疟母所为，针之弗应，药之弗效，乞予治焉。诊之左右沉弦而左似微，乃作肝经虚寒，因与当归厚朴汤，加酒芍药、生甘草，每帖一钱五分许，煎成冷服。服之三帖知，六帖平。用药在夏六月，故使冷服也。《至真要大论》曰"必伏①其所主，而先其所因"者是也。设在寒凉之月，全用原方可也，标一奇方效验，分三症者，欲教子弟求本治病云。

---

① 伏：制伏。原书为"服"，现据《内经》原文改为"伏"。

痔疾下血

布施氏，年六十余，素患痔疾。庚申秋月，燥令大行，大便结硬，数至圊而不能便，日久下迫广肠，僻裂努出，其痔如榴花然。外科敷药，虽收复发，后用针灸涂抹油膏。因大便时，清血随滴，而痔依旧翻出，肛边生疮，痒而复痛。一医内服外敷，亦不见效。一日登圊，忽下清血不止，事急请予诊视。予至则倒于寝矣。诊之两手俱绝，不及问候来历，令急煎人参五钱许，煎成缓缓灌入口中。少顷，其脉应指如蛛丝然。再三灌之，乃省人事，而能认得人矣。又，撮补中益气汤，如《脾胃论》之方之数复升当归，如黄芪之目，人参同之，再加酒芍药，充当归之数。九味共作一帖，水二钟，煎一钟，作三次温服，仍间服独参汤。次早诊之，脉洪而软弱，予告其妻子、仆从曰："久痔失血，脉当小缓，今反之者，难复其本软。另请良医可也。"妻子苦求曰："家翁识先生久矣，一旦闻辞药之言，势必再绝，望先生怜之。"予不得已再与前法调理三日，病者言行如常，只苦下疾临圊翻出，血丝点滴不绝。且素好清洁，每圊后以温水净洗，而水为之色变，使婢拭干，一任外科敷贴焉。不知外科妄贪速效，以砒、矾、硝、乌枯痔杂药搽擦月余，临圊虽宽，肛门腐坏，肌肉难生。每敷药之时，其气臭如屁者，从魄门冲出，恍如燃薪吹火之势焉。予闻之，谓其妻孥曰："令家翁日餐之谷肉、果菜有数，魄门冲泄之气无限。魄门即肛门也。大肠与肺为表里，肺藏魄而主气，肛门失守，则气陷而神去，故曰魄门矣。此虽出外科之妄，或由天命之尽耶，未可知也。吾欲使翁预知何如？"妻子闻之失色，含悲而已。他日因收官债而有喜色时，予论及石崇豪富、范丹穷苦、甘罗早贵、吕望晚荣、颜子短命、老彭高寿，六人总归天乎、命乎、人乎。渠笑云："儒不云乎：'死生有命，富贵在天。'"予带笑曰："翁若天命有尽何如？"翁笑曰："全身葬在某寺足矣，某尝与寺僧有约矣。"良久曰："但官债未白，使某过冬收拾官债，付与儿曹，则世事亦足矣。岂贪老耄之限乎？"予于是褒其有超人之见，微笑而别。时十月望也，后易外科敷贴稠黏膏药欲保下吹之气之泄少矣。于是每日撮人参养荣汤三钱半，外增新罗参一钱为一帖。其或见他症，如伤食，如感冒，如劳心，如劳动，则易药处治。另煎人参膏以参末调和为丸，每服一钱许，日三，前后计用人参九斤许。及过残腊，朔风匝地，严寒逼人，一如常时。饮啖自若，应酬礼宜，不知怠倦。其收放结算，有家人管焉。新正启贺停药三日，自觉起居不便，四体无力，口失滋味，目不欲开，言不欲发，心神懒惰，乃云："先生尝云'人参开胃消食，久服延年'，谅不虚也。我停服人参三日，便成死态也如此。惜乎不早知此神草，临死服之，亦能延我百日之残喘耳。"予闻之曰："为神农氏左袒者，其在翁乎？"病者欢喜，依前服之，数日后，其神气又复常耳。延至仲春之望，忽尔小便不通，自觉便道内无急胀之苦，外无点滴之水，唯溜入广肠随大便而出焉。此乃外科毒药急攻，蓄毒于内，蚀于溺道而致然也。后又腐坏及臀，以至不救焉。前是冬初，与翁谈及生死有分之事，翁愿过冬收债为足焉，故藉大力神草，而补难补下脱之气。假摇光紫气，而延莫延有限之时者，实缘不期然而然之奇物也。详记之，以遗子弟作榜样云。

怒气郁结浮肿

今桥定休年过古稀，精神不迈，收放官债为业，蓄积甚厚。近年来放多收少，忤情逆意，郁滞有日。使抑郁之气留滞不散，停于胸膈，不能流畅，致腹胁虚胀，大肠虚秘，小便涩少，面目四肢浮肿。请后藤益庵调治三月余日，其症弗瘳，更加口舌干苦，饮食减少，或荐予为治。脉之左右沉中带弦，予谓怒气结聚，不得发越，升降失常，遂用古方八味逍遥散，白术易苍术，倍柴胡、茯苓，加越桃、鞠芎、香附，醋制，每帖二钱，灯芯、生姜各二分，流水煎服。五帖许，小水通利，浮肿全退，口舌知味矣。于是改投薛氏归脾汤，仍加越桃、鞠芎、香附，服五十帖后，脉得动荡，然而弦形尚在。因加酒炒白芍，又使服五十帖，脉症俱和。再去所加三品及白芍，乃用原方五十帖而停药。时壬申秋月也。癸酉初秋，因追荐亡侄于法华寺，请僧顿写佛经，于老心有所感慨。适僧请小食，强餐数口，自觉心胸不快，急舁归家。忽吐所餐之食及痰涎黄水，口不能言，眼不识人，昏倒于席焉。幸手下有人，知用人参急煎三钱许灌之。及予诊视，口眼定动，颇能认得亲疏耳。于是再煎人参五钱、炮姜一钱六分，强使缓啜之。又撮香砂六君子汤相间服之。次日，六脉俱应，只沉弱矣。再煎参、姜如昨，六君子汤少加木香以进。第三日亦照于前调养。厥后，或单用归脾汤，或二方合和，直至穷腊停药。前后用人参四斤云。

纵饮冷酒吐血

伊丹性有年四十许，性嗜冷饮醇酒。闻一月前，吐出紫血，倭量三升许。其为人也，勇健而不求医，而乃云："我平生所饮冷酒，何啻三升而已哉。若不吐去瘀血，日后生变未可料也，吐去酒瘀，正好多饮，恬不挂怀。"任意饮啜不已。一朝又多饮而酒器在手未放，忽又吐出鲜血盈盆。若量之，亦不下一升矣。命仆："将酒来洗我胸膈。"言犹未了，又吐鲜血数口，眼黑头旋，忽尔昏倒。时仆从急请青木玄知老医父子齐到其家议药。其仆有颇学医药名目者云："家主素嫌芳药之气，不待到口，嗅鼻亦呕，望名手察之。"老医遂调五味异功散去人参而与之。煎成服之，元气弥弱，手足不能举动。有一世家与渠近邻，又与之雅好，时适予过门，就拉予同往看病。予诊其脉甚微，闻其呼吸不亵，乃大声曰："性有性有，子平素喜饮冷酒不悟，有今日之事乎。"渠脉脉不言。予于是用茅花一钱五分，拣参一钱五分，以河水二钟，煎一钟，徐徐服之。即日服一帖，次日又服二帖，进些稀粥。第三日脉色稍和，又教服二帖，与淡粥鲞鱼。如此补养十日许而安。本当多养数日，填补血气，因渠素恶药故已之，而择谷果肉菜，充其仓廪而已，良由年壮气行而自愈也。或问："失血过多，奈何不令多服补气养血之剂，而只服人参不及三两，即便止药，无乃阿顺人情乎？"曰："经曰：'临病人问所便。'渠既不便服药，岂宜强之乎？予所以择其谷果肉菜者，正为此也。《脏气法时论》有曰：'五谷为养者，养生气也；五果为助者，助其养也；五畜为益者，益精血也；五菜为充者，实脏腑也。'经所谓'气味合而服之，以补精益气'，此五者各有所利，此圣言可师也。又闻之先师云：'药之治病，因毒为能。毒也者，以气味之有偏也。盖气味之正者，谷食之属是也，所以养人之正气；气味之偏者，药饵之属是也，所以治人之疾病也。'《五常政大论》曰：'大毒治病，十去其六；常毒治病，十去其七；小毒治病，十去其八；无毒治病，十去其九。谷肉果菜，食养尽之。无使过之，伤其正也。不尽，行复如法'，云云。由是言之，用治之法，在医者眼力定夺，或有未尽，再行前法，以渐平之，宁从乎小心之谓也。"

疮　疡

　　泉州藤井法桥道安老母七十三岁。庚戌仲春，发疡在京门、带脉之分，大五寸许。法桥昆仲四位俱显医名于时也。昆仲相议，先用吕洞宾仙传化毒汤，次用托里消毒散，再用《精要》十宣散。一外科为之敷贴，溃后脓汁清稀，疮口干燥不赤而黯，咽膈不利，咳嗽黏痰。其仲子北村救斋与予邻居于阪阳，请求赴泉，为母诊视。脉之虚弦，予谓诸昆仲曰："令寿堂年过古稀，发疡至今，溃脓多日，血气必亏，须进独参汤大补元气，间用十全散。或增温中托里之物，或投消痰化毒品，缓缓图之。且元阳未至败绝，饮食不减常日，治不失法，回生可期矣。脉之虚弱，老者之常例，溃疡之当然也。但发于少阳多气少血之地，似为可虑于收合之际。然而疮口虽阔，根盘似浅，可以动摇，得补托之内服药，灸之外施，或可移于太阳背部，未可料也。"法桥昆仲面面相觑，唯唯低首而已。予曰："外科书所谓疮疡灸法，有回生之功。若未溃则拔引郁毒，已溃则补接阳气，祛散其邪，疮口易合，其功甚大。东垣亦云：'毒气沉伏者，或年高气弱，若服克伐之剂，气血愈虚，脓因不溃，必假火力以成全功也。'"遂教以附子为末，唾津和作饼，厚三分，安疮上，以艾炷灸之，使微热不可令痛，干则易之，如困则止，日灸三度。夜以太乙膏每一两加石菖蒲末、硫黄末各一钱，牛油五钱，木蜡三钱，一处融和作油膏，摊在旧棉布，贴于疮上。次日又灸三度，次夜又贴油膏，第三日赤处渐见，至七日夜黯处全消，赤肉渐生矣。于是改用东垣通气防风汤一帖，每二钱许，一日与二帖，仍进人参汤一帖。至三日后，令捣万揉绿云膏摊贴太阳经肓门、志室之分，以至疡之小半以吭引之。又制橡皮膏敷贴大横、腹结及章门，以至疡之大半。以追推之，其上总以加味太乙膏封之，待二日后，剥而视之，其疡将移于太阳经分之势成矣。再加前法敷贴七日，内服补中益气汤，加芍药、桂枝，增柴胡、陈皮至十五帖，乃少阳之疡移于太阳之分矣。犹与药中肯綮，有如是之奇妙哉。其法虽似怪诞，其实远迩共知，故录之以俟好事君子为榜样矣。医中微妙，书不尽言，言不尽意焉。后用生肌膏药贴之，至三月余，疡平而收口矣。寿至八旬余而终矣。

背俞发疡

住吉社僧北之坊，年六十余，疡发于背之上下二处。上乃风门、肺俞、厥阴俞、魄户、膏肓之际；下乃胞肓、居髎之次，大四寸余。摄、泉二州名医，邀之殆遍。补以参、芪，则妨碍饮食；托以十宣，则疮口作痛；艾灸桑烙，其病越笃，因请予求治。脉之左沉弦有神，右沉滑流利。闻其为人，性直确，少言笑，常患气滞，或腹胁痞满，或大便秘难等候，云："记得陈鹤溪云：'凡痈疽不问虚实寒热，皆由气郁而成。'经云：'气宿于经络，与血俱涩而不行，壅结为痈疽。'不言热之所作而后成痈者，乃因七情有所郁而成也。治之以远志酒，独胜散"，云云。闻其性格，察其脉色，遂投《和剂》三和散。全用原方分目，每帖二钱，加香附五分，水一盏煎六分，去滓温服，不拘时候焉。或问："前医累用参、芪补托，亦未见功，师用此药，当得甚事？"予曰："正由是也。此僧乃如陈鹤溪所言之候，而医不先用行气解郁，乃用补托太早，所以壅结于上、下二处。虽用艾灼，疮色不活，用补便作痛耳。《和剂》谓此方，主治五脏不调，三焦不和，心腹痞闷，胁肋膜胀，诸气壅滞，肢节烦痛，背痛胁痛，有妨饮食，手足微肿，肠胃燥涩，大便秘难等症。故试数帖，观其可不矣。服五帖，二便通顺；次服五帖，饮食有味；再服五帖，疮色红活，而不疼痛；再服五帖，痞满渐宽；更服五帖，胸胁大通畅矣。"僧喜曰："自服先生灵药，不特今患得痊，乃觉旧疾亦脱体耳。"因渠年老，恐香燥过剂，消耗阴血，改用参、归、芪、术等物，便觉举动不安。复用三和散，加当归、加川芎之数连服二十余帖，稠脓滚出，而疡口自平满焉。记得丹溪先生云："独胜散，治气郁血滞，而诸疡愈后常服半年尤妙。此皆施于体实气郁之人。"予见吴兄厚味气郁，而形实性重，年近六十，患背疽，医与他药皆不行，唯香附末饮之甚快，始终只此一味，肿溃恃此而安。然此等体实，而又病实乃瘥，千百而一见者也。今此老僧与吴氏元气大同，孰不谓其脓既泄，气血乃虚，只宜纯补哉。

背疡痈毒

阪阳枭米小仓店，年六旬许，患背痈。其疡初发时，先于七椎之旁，重着而痒，使婢爬之，其痒不已。

因取艾灸之而不觉痛，因求外科处治。外科艾灸贴敷，和如豆大，三两日如掌大，五七日小盆大，至十余日乃发肿。上自三椎，下至一二椎，其阔六七许，其肿不高，亦不光泽。法眼元真疑是疽，初用化毒，次内托复兼用独参汤五七钱许，病者胸腹膜胀，妨碍饮食，且手背足跗微肿。其子恐生变症，冀请予诊。脉之轻缓重紧，予投《和剂》熟料五积散去麻黄，加人参，每服三钱，生姜、大枣各三分，羌活、黄柏各二分，水一盏半，煎一盏去滓温服。或问其所以。予曰："东垣先生曰：'《生气通天论》云：营气不从，逆于肉里，乃生痈肿。《阴阳应象论》云：地之湿气，感则害人皮肉筋脉。是言湿气外伤，则营气不行。营卫者，皆营气之所经营也；营气者，胃气也，运气也。营气为本，本逆不行，为湿气所坏，而为疮疡也。此邪不在表，亦不在里，唯在其经中道病也。以上《内经》所说，俱言因营气逆而作也，遍看疮疡论中，只言热化为脓者也。盖有言湿气生疮，寒化为热，而为脓者，此疮疡之源也，宜于所见部分，用引经药，并兼见证中分阴证、阳证，先行营气，是其本也，标本不得，则邪气不伏，言一而知百者，可以为上工矣。'由是言之，肿发不高，亦不光泽，虽多服参、芪补托，其脉仍缓或紧者，乃湿气所坏，而为疮疡，寒化为热，而为脓者也。经所谓'治病必求其本'，吾故用之，欲成其事也。"或唯然。于是使服三十余帖，其疡将愈时，加黄芪，倍人参，又三十余帖收功。

腰脊生疡

门人元贞子，壮年迁居新宅，日应世事，夜读医经，勤劳日久，腰脊间发出一疡，大如碗许，肿不高起，色不光赤，托外科敷贴自用调理多时，脓水将尽，不能生肌收口，请教于予。予问用药始末，贞曰："依方书之例，先用解散，次用托里，自知血气未甚虚耗，所以未服纯补人参汤耳。于今多日，不生新肌，且瘀肉未尽。外科虽累易去瘀生新之药，而不能成功，为之奈何?"予诊之沉缓，遂教用熟料五积散加人参，少充独活、皂角针为引用。服未及五十帖，其疡痊安。此与米价之疡相若也，但因年之壮老，费工有多少之殊耳。

卷中

治某侯病之案

从孟冬二十六日，诊候或似弦似滑，或宁静四动半有奇，或流利五动。

十五日辰后，请候肾间动气，某侯许，候之，及候脐腹有动气，自水分、冲上、不容筑筑然，不息升浮而动，肾间动气亦浮。侯自觉上脘浮胀，阻碍饮食。予惶然曰："是何邪之所干耶？"众医教我曰："侯素有动气，动定浮沉，乃过日不药自息耳。"予曰："元有不忌，既若是，务宜保养。"遂书《养神保精》《调气节食》《老老》及《服食慎忌》等篇及七情生克调理之法。与加藤氏。

晚脉六部俱四动半和，而带弦如条条然，动气或动冲，或升沉如阻饮食，食物不爽快者数日矣。侯觉不容上下，皮厚而气不畅矣。

十八日亥时，侯忽觉鸠尾下两旁疼痛，更一条牵强如带者横于中脘及胸胁下，或有如桃许，冲于胁下而痛，加藤氏曰："此乃少时乳癖自来有此块耳。"不喜重手而按。仍命加藤氏轻手按摩，少顷腹里雷鸣，块者下，强者宽，而痛渐止耳。然动气筑筑然不收，侯自觉体倦身弱，而察听轻浊矣。

脉两手微弦，两尺微弦而滑，久拙。上养胃丸，三十不应。

十九日卯初，脉弦而似长，贵症同前。命众医进药，或拟上香砂、平胃及不换金正气等剂。予正色曰："吾居客位，岂敢妄主药方？冀诸位察其症候，省其平常，用其对证之药可也。虽然，有浅见在，若动气冲不收，则白术一味断不可轻用。待其动气收，然后随证而用之，则无妨碍于动气也。年高且气易闭，而肾气之动恶燥故。"医议已定，遂上正气散。予曰："严寒伤冷，不拘于何方药中，加以姜、桂何如？盖有所思而发，不特谓之"必先岁气，勿伐天和"之诫。"众不允，纷纷议之，乃加木香、干姜。予亦不言。二味虽温，治病霄壤。上上一贴，一钱加姜一分半。进小半服，鸠尾下冲动。再进小半服，又加疼痛。侯曰："是药何如此之不快耶？"医议欲再进养胃丸，予拒之曰："不可。是丸多主攻击消导，前上三十不应，今又再进。此后再进，且侯年高气弱，又无食滞，恐不胜其药力矣。"侯然之，命众停服再议，自卯后足膝冷，察听浊。

午后，侯命进药，众议不一。予怀一纸以待明授，曰："数日来变症累出，以愚度之，宜先治其本，而后治其标。本者肾间动气也，标者寒湿痰饮也。言动气者何？盖本乎肾间之气动耳，证属少火，象似震巽。人之躯不可无此火，亦不可恒冲动也。似有似无曰正气，鼓手冲动曰邪气。脐名神阙，一身之枢，居腹中央。若左右、上下冲动不息，医不急治，则变症百出，再失其治，不至于危者几希矣。吾人为司命者，可不慎欤？"

午末，医议拟上治中汤。人参、白术、干姜、陈皮、青皮、甘草。予曰："是药近于治者也，宜去白术。"前言重出乎此耳。治证论在《节庵六书》《入门》《医鉴》书。盖肾间动气冲鼓不息，要急治。不然，则成奔豚矣。谓动气筑筑然，不息冲动，如豕之奔耳。加肉桂一种，引火归宗，则动气自收，足膝温暖矣。亥时初进加减治中汤，一钱，姜一分半。一帖三分之二。动气收过半，足膝回暖，脉浮细数六动有奇矣。医疑其脉数，予曰："温药中病，动气将收，寒气将散，脉当如是。"然胃欠谷气，脉色不润耳，劝侯强粥数百颗，至子时末脉和五动矣。

丑时末，侯起身小解，觉恶寒，半时许索药而饮成服。加藤氏对侯曰："恶寒若退微热至矣，愿勿以为虑矣。"

寅时末，微热至，脉又浮细数。医又疑，各个主意不定，又以前言宽解及乎诸子。

二十日辰时，前药进二帖。动气收，足膝温，脉和五动而带弦滑。侯又索药，众曰："药力胜病，恐生别症。"劝停药强食，侯以为然。

午末，大便稀泄。酉末又稀泄五盏许。

申时末，脉六动许，尺似弦带滑，面瘦倦睡，肌体弱。侯自觉胸胁下似有物相碍腹牵强。医议欲进药，选人参养胃汤，人参、草果、茯苓、苍术、半夏、厚朴、藿香、陈皮、甘草。予固拒之。考其方曰："草果辛温，厚朴苦温，不宜济乎脉数、肌热、困倦之候；苍术甘燥，藿香芬燥，未卜用于面瘦、体燥、牵强之症；半夏之辛燥，茯苓之淡渗，得其助则能理脾气而不偏，失其助则反燥胃液以成伐；参、陈、甘草，虽能调中州，若佐使不得其正，反增其病，势使然也。吾不言乎此，牵强而痛，动气再冲，还有何手段之治术耶？唯患其后患，不得已而呈其万一矣。"医拱手曰："然则奈何？"予曰："中侯之病者，温补脾胃，调养气血，不滞不偏之品也。虽然，今日药力偏胜恐生变症之际，宜暂进行气香苏散，去麻黄减甘草。一帖五分，生姜二分，从容服之。待药行气周，风寒及夹饮牵强些宽，再以温平之剂调理如何？"医然其说。至夜戌初进小半服，气畅胸宽，而痛不减。微喜按摩，至亥时气行吐留饮一盏许。

亥末，泄二次。

子时初，命诊。加藤氏诊脉，五动六部和利贴肉而有

— 36 —

力。一斋摩腹谓："中气想弱腹间弱无碍手者。"

医又议换方，予曰："前方剂之轻者也。"陶氏曰："轻可以去实。实者邪气也，邪不祛正何由养？"医不决，予曰："若如是，只以治中散二分帖饮下之可也。"众议毕，上治中散二次。是夜泻暂止而熟睡，尿赤。半夜后，又议进六君子汤加干姜、木香、生姜。一分半。予曰："六君、干姜用之固当，木香之加有何臆说耶？"医颔之，遂议定进六君、干姜。一帖一钱，加姜三分。寅末，上大半服。作二次服。

二十一日卯末，脉五动有奇，似滑而润。侯觉胸满，候之腹间，少有动气，众强言药后自宽矣。

午前泄一次，午后吐留饮五盏余，申时又泄一次。似饮者三五盏。侯问如此吐泄，属甚病因，去冬之患，亦犹是耶？仙斋有"伤湿"之语。晚，上前方，至夜熟睡。是日，食饮少进。亥时，脉和。

二十二日辰初，诊脉五动有奇，而和带滑，神气和。巳时，尿少清。

戌时，脉五动余，而和带滑。有动气，在中、下二脘。是日，食饮少进，言语声清，侯言上脘如有物碍耳，然按之肌肉间，并无著手者，想留饮之余耶。是日夜，医言上前方二帖。

亥时后，口燥咽干，痰黏声浊。子后，泄下，而上脘时加痛。

二十三日卯时，脉左和利而滑，有弦势，右三部和利之中，有动荡之形。侯言觉胸膈不快然矣。

予谓二十一夜，六君，干姜倍母姜作三分以进者，一以利参气，一以散寒饮之设也，又且本因动气未收。经曰："肾恶燥以辛润之，开腠理致津液通其气也。"观乎此古圣之格言，焉可不从而自慕耶？不测医不倍母姜，窃添木香，妄自是。及乎察脉审候，疑其药之添病而吐露矣。药之技至如此。因再劝谕曰："前木香之加，且置勿言。六君之中，去白术加干姜等分、母姜三分。者，药之应病，大有意存焉。白术性燥而闭，闭则气不通，气不通则痰饮聚而声浊也；燥则胃失液，胃失液则口燥咽干也。脉既利，宜以此方调之，无失治其中也。然滑形之脉，示痰饮之将聚也。当是时也，不可强用治术，宜理正气，补中州为主。间服以参术膏，每二分许。"子午二时，津下。或谓："既去白术之燥闭，又用参术膏，亦有理耶？"予曰："然。去之者汤剂也，用之者膏剂也，汤剂性猛而闭气，膏剂性缓而润土，古圣用药之得力者，在于斯也。"上药后一钱帖。

晚，脉左右五动有奇带滑。亥后更衣泄止矣。

二十四日辰时初，脉左右六部平静而流利，大有复元之机。肾间动脉亦静，然而更有邪之余动。侯言："夜来顺睡，五体调和，胸胁爽快矣，察听亦清。"日进前药一帖及参术膏三分。

晚，脉五动静带滑形，心脉躁。想思虑所役耶，或痰将聚耶，或疝气耶。侯曰："适间小用心耳。"是夜，进前方乃参术膏。

二十五日辰时，脉左右宁静，五动少躁，有上下去来之势，冲阳、太溪脉俱和，动气依前未全收，言清色润矣。侯曰："夜间好睡耳。"

午前命进药，予怀一纸再待明授。医议欲加减前方，乃出。愚按曰："连日进二陈、参、姜，痰气稍不滞矣。尊年容平失调，冬发飧泄，幸今少止，然则养阴之法，不可忽也。经曰：'阴者藏精，阳者卫外。阴不胜其阳，则脉流薄疾；阳不胜其阴，则五脏气争。'是故调养之法，不可偏胜者，有明训在。考诸二陈善治痰，过则燥血；参、姜善调气，多则亏阴，况脉过息尊容瘦燥乎？宜加养血之品于方中，一以润脉息，一以复瘦燥，一以养其阴，则免患来春之痿厥，抑又不失其中矣。脉息润则阴阳和，瘦燥复则内外调。养其阴则气血从，不失其中，则气立如故矣。未知众位以为何如？"医然之，遂加当归于前方。进一帖一钱加姜。

晚，酉时末，六部静而带滑形小躁，比昨大静，比今晨少有躁。侯曰："午后用笔纸而使然耶。"上药二次，参术膏三分。

二十六日卯时末，左五动流利，关带弦滑，右和，关有弦形；左腹有气，自五枢上循天枢左旁直至期门而动；小水自昨不清，食饮如前，虽进不爽矣。愚按："左关弦滑，肝邪使然也；腹左气动，木气独专也；小水不清净，腑不洁也；右关脉弦，且食饮不爽，乃木气干乎土而胃气未周也。原有疝症，乘其势衰，左之右之，变其症也。虽然尊年积病不可猛攻，待其势退，肝气复正，脾不受克，自然饮食爽快矣。古曰：'穷寇勿追'是也。"是午停参术膏。

申时，脉五动和，然而六部中尚在弦势，且停汤药，以饮食调理中气。

二十七日辰时，脉左关带弦滑形，余部和。是夜熟睡。侯问曰："据众医诊候脉既自昨和顺，何其饮食不爽耶？"曰："言尊诊和者，就其症因而谓也。肝部弦滑，乃知余邪未尽也，虽然有说焉。《难经》曰：'少阳之至，乍大乍小，乍短乍长。'《难经》曰：'少阳之气，王于冬至。后六十日，阳气尚微，阴气未退，故长数为阳，疏短为阴，而进退未定也。'《察病指南》曰："独左手关脉如此则谓之少阳胆脉。"脉既见少阳生发之机，内养其精气，外调其饮食，则可以指日复元耳。"午上参术膏一分半，生姜五分煎汤下。

夜，酉时，脉六部和五动，左关少有弦形。

二十八日辰时，脉六部机荡有弦形，左关弦滑，右尺有力。侯曰："清晨漱口误吞熟水，因欲和其水，就食稀粥而使然耶。"

午后，六部宁静五动。小水清，大便固。

酉初，六部流利，左关些弦，少有动气在上脘左旁。予曰："一连停服三日，饮食如前不爽，怠倦不已，又且好睡，可勿药乎？"医曰："累年病后如是，过乎数日，后渐得瘥而进膳耳。"曰："是何言哉？君年气弱，年不及年，月不似月，束手而待瘥，无乃欠主张乎。药有常服久服进食养补之品，倘专患不食，亦以随证施治，何况高年病后，阙其调理之法耶？"

加藤氏曰："昨晡进膳少许，至更深不消，滞于胃口而胀，命一斋按摩少顷。侯曰：'胃口宽矣。'可菊诊脉数，至丑时寒热作，少顷寝汗，遂进稀饭少许而睡矣。"予曰："昨若进药补养，不至于此也。"

二十九日，诊得脉五动浮，左似和而滑，右似和而微滑。医金曰："脉和。"予曰："不及六部，少机神而上下去来之势微矣。按腹左右宽阔，唯中脘有滞气，似碍指而响碌碌。"甫元曰："朝来按腹欠上下之气脉耳。"予曰："指哉乎？"泉庵曰："痰之聚气之滞也。痰聚则滑，气滞则欠神矣。"予颔之。医议进药。予曰："就前方治中汤。人参、干姜、陈皮、青皮、甘草、茯苓、母姜三分。"医曰："去白术加茯苓何谓也？"予考其方曰："参、苓、甘草，四君之纯良，古人以之调气弱；陈皮、国老二味之甘平，《局方》以之消痰聚。青皮之用何？一以平左气之专，一以安脾下食。干姜之佐焉，一以退虚热与寒，一以调养天和。析而论之，数日食阻，赖以二皮，乃丹溪良法；半夜寒热，用以二姜，亦本草明训；脉欠机神，参、甘以补之；腹有碍滞，青、陈以平之；茯苓之加，宁其神志，导其丙丁，消其聚饮，清其水也。白术之去，解在前篇。"上药一帖，一钱三分之二。

二十九日晚，脉五动和利似滑，腹间动气微，肾间动气浮，左腹冲者缓。侯曰："晡后觉鸠尾下宽畅，不日能进食耳。"是午后，养庵诊候附耳良久。

十二月朔旦，脉六部机神荡动，按之似滑，举之和缓五动许矣。可菊曰："五更巨阙下微痛，瞬间宁定耳。按腹间动气少许，在中脘、建里间。"一斋子曰："子果不谙常法调理也。侯意若是，予何敢进？"曰："岂然哉？"予走笔以答："既有降邪手焉，无复正才五湖烟景好，容我问陶来。"

愚谓："自违和前五六日，邪势甚刚，变症数出，幸药力行正气立复。后五六日，或药或停，唯待进膳而后已。今也附诸常侍医员依常日调理，则不失其常法耳。譬之帅之克征，凶盗伏首，唯其约法安民矣。克征者帅之事也，安民者吏之役也，出帅入吏，吾岂敢能？非未学也，乃不谙其常套也。今盗已伏，唯民是安，吏尽其法，民若反为盗，乃吏之失也，非帅之过也，知言者鉴诸。"

晚，脉左五动，右五动半，按之有力，举之似涩。疑何事耶？问诸左右不言。按之腹间建里有块，辘辘而响。期门不容水分，俱有动气，独中脘、建里最甚。未时泄而少。

二日辰时，脉五动余，按之肌肉，而得似静，金曰："脉和。"予谓："少气。"

未时，更衣多于常倍，色赤黄不成块二次。一常一倍。

晚，脉五动似静。金曰："和比之数日脉候，今晚大好，独加藤氏为最。"予出谓人曰："脉数减动，莫因便后肠胃无物而然欤？《明理论》曰：'病之虚实也，出者为虚，入者为实。'自违和十余日，进膳甚少，胃乏水谷精气耳。前泄四次，昨行一次，晡又大通质粕，唯恐仓廪受盛、传导数官失职，而不能留水谷矣。经曰：'胃满则肠虚，肠满则胃虚。'更虚更满，故气得上下，五脏安定，血脉和利，精神乃居。"

晚诊似和，由欠谷气，使血脉虚而然耶。加藤氏曰："动气静矣。"予曰："精气少，中气将惫耳。"

子夜后，胸腹痛，时半许。

三日，脉五动余，细滑，动气自丹田起脐旁，中脘不容俱动，左期门尤盛，足跗阳脉浮弱，太溪微。足跗少浮。

侯曰："口干咽燥甚矣。"良久曰："无一点食气矣。"加藤氏传言自今日服养庵药。

晚，脉五动零，细滑。金曰："幸脉如常矣。"侯曰："脉既和，膳焉不爽？"金曰："天寒雪冻，因之不顺也。"予曰："言脉宽者稍与病相称也，脉似沉和乃少膳，及更衣之多，因之如是耳。"自朔晚大同小异，动数未减矣。

侯曰："如是。"二十三日，进参术膏大补中土者，唯虑其虚弱而有此跌浮耳。

四日辰时，脉五动，似和静，少上下去来机神。金曰："大好动气不息。"

晚，脉五动似辰脉。金曰："和。"予出谓："众议论不一，动气如晨。"侯曰："食物则胀，未知何理？"予曰："非小人之所知。"养庵独主药方无所考也。侯曰："然。"

五日午后，脉五动，冲阳、太溪脉有力。对元伯论证与田井氏看脚及肢瘦等。

六日午，脉左右五动，机神流利，自朔晚脉失调未诊如今之机神矣。冲阳、太溪有力，动气在中脘、建里，宗气脉应手弱。予谓："药必去其攻剂软，且某次君回乡因兹使然耶。"

晚，脉五动无力，气口涩。次君细问症候。予曰："虽曰自十八日未逾两旬，闻初冬中脘外感以后，将及五旬日矣。尊年气弱，药草更治，中气必也劳倦，膳微多日不及半斤。自初三日，足跗虚浮，肢体困倦，先朔日后不闻神方，唯诊其脉，脉色甚变，症候参差，不如其所自矣。按《难经》曰：'虚为不欲食。'《评林》曰：'但食与不食，系乎虚与不虚耳。夫脾者，为胃行其津液，磨胃中之谷，主五味也。脾既虚，则转输失职，而饮食不磨。食不磨，则胃必因而病。故有心腹痞满，脐腹作痛，或恶食，或飧泄，口不知味，四肢倦怠，发热憎寒，可见脾伤胃亦伤也。'此古人之格言，今侯之违和，与夫前言，初则小异，今则大同。过于斯者，足跗虚肿，动气不息，乳房干燥，体瘦声低之数症矣。其可以反其治，以用其消食止痛燥土之剂哉，此数端君莫嫌过于惧耶。程氏有云：'圣人临事而惧。'儒曰：'一则以惧。'况愚而自是不远虑乎？"次君曰："足跗之肿，或曰湿，曰气，未知孰是。"曰："高年缠病，饮食不爽，乃脾土之气虚，不能藏太阴之湿。夫饮食入胃，无非湿土之化，脾弱不能克制，则变邪泛滥妄行，故先注足跗四末而浮肿矣。口不大渴，二便皆顺，明非外邪所袭，乃土中真气不实，而假邪使然也。《易》曰：'至哉坤元，万物滋生。'此古圣补养中气，以土为万物之母者也。若土一亏，则五脏百骸，皆无以受气，日增羸弱而跗肿，乃脾气不能运行矣。"曰："既若是，当用何法？"曰："新病久痼，治法不同，先圣明训，载于方册，焉用赘为。"

七日卯时，脉左右四动半有奇。

晚，脉左四动半有奇，似滑；右四动有奇，似涩。予曰："动气上乎左，谷食碍乎胃。"及问侯不差。

八日晨，脉四动沉静，动气在中脘下而静。

晚，脉四动半似滑，动气在中脘而静。

九日晨，脉五动，左躁右似滑。侯曰："夜来心动矣。"足脉静，右跗肿退些。

午四动半弱，晚同。

十日巳末，脉五动弱，跗肿进，太溪脉微。侯曰："此二日食物如嚼砂，胃口不快矣。想邪气似退，唯脾胃不和耳。医诊如何？"予曰："诚哉！明哉！"

晚，脉四动半有奇，弱似涩。侯曰："服参苓白术散可乎？"予曰："可。"侯曰："异功散加升麻、柴胡、苡仁可乎？"予曰："不知其可不可也。"侯曰："参术膏霪？"予曰："不可阙也。"

十一日，脉五动弱，中有上下之神，动气降于脐之上下四围，足冲阳、太溪无力，宗气应手，气冲和，跗肿退三之二。按：前一日。侯曰："吾病不似常例，口不渴，头不眩，心不忪，二便无碍，唯觉四肢无力，食物不味，乃病在脾胃也。众宜细察"，云云。昨夕又曰："吾服参苓白术散也。"朝又曰："此症服归脾汤之候也。"众医柱措，予大叹服。少顷，加藤氏传命曰：

"异功散虽能补土，胃口觉燥，加陈米何如？"众感服。予走笔书曰："几句病因出自然，始知高杰拔群仙，延龄岂假俗人力，方信壶中别有天。"

晚，脉左右五动，气口似有生发之机。人迎以下，似有疾在。

十二日辰，脉四动余，不流利，按之浑浑然。侯脉从来天晴则清，天阴则浑，予尝试之，果验，不知所以然而然也。

午天霁，脉色清，五动弱。

未时，更衣湿硬相杂，多于常之倍。出二次，一常一倍，小水清。

申前闻服白术散。全用甘草，其味甚甜。少顷，腹左右少阳、厥阴之分微痛，不喜重按。命一斋轻摩良久。侯曰："此痛属何因？"医金曰："乃疝气耳。"是夜三更，恶寒战栗半时余，又发热出汗时半许，尊侯甚疲。侯曰："食饮不知其味也。"

十三日早，脉五动半有奇，浮弱，两尺极无根。

午后，溏泄色青，至晚数次，半夜一次，尊侯大疲，四末虚热，摸之腹间如烂絮，无力。命一斋按摩，大虑中气虚弱，小腹皮竭，恐成遗失耳。

晚，脉五动半有奇，浮弱数而散无根。尊侯大疲。众医不及言侯而退，欲进方药，并无一草之上试，唯皱其眉，糊其口耳。

　　夜深，次君及家宰并诸武卫数十员，迫予撮药上进。予何医哉？敢当关系大任耶？固辞而退。前是午，诸武卫请次君上厅召众医相议调治，或俯首，或默口，一无启齿者。又召针医元伯者。伯曰："今日动气止耳，腹虽软弱，是药力将应而然耶。"予曰："尔言动气者，盖陶节庵所论之动气欤？谓其人本有痞积，被庸医误试攻击之剂，以致痞块冲动奔走，筑筑然不息，如豚之奔，得其治则安，失其治则危之说也。方侯之动气，不似前论新症，乃二十年旧疴。升浮降沉不时，况此番未有止治之法，何动气一止如是耶？莫正气内亏，气血不能守卫，而邪气亦无力以动，因此外候假似宁静乎？"伯曰："未可知也。"予因言于诸医曰："侯之违和，虽曰唯脉是诊，由乎数变其候，或弦数浮滑，或微涩迟弱，或失上下机神，或无去来动荡。因药攻补，因食多寡，随早随晚，并无一定之候者，想病势之使然。及其精微，匪吾侪所明察，必也待其圣于医、神于脉者出，而后决矣。阁是勿言，且论外候数端，与众共议焉。侯之尊庚八旬，一也；动止常弱，动辄感伤，二也；容平肃燥，大失调理，三也；食饮减少，四也；日渐羸瘦，四肢骨立，五也；动气不息，因时系动，六也；脚趺虚肿，七也；痞疝牵痛，痛则皮倦，八也；数成溏泄，九也；痰饮时作，十也；天寒气冷，时令不顺，十一也；山野感伤，日经五旬，未有确治，变成数症，绵缠不脱，十二也；不得明医，病由何痊，十三也。此数者，乃众人目击，不特医者，虽樵牧亦知之为重病矣。其营卫、气血、经脉、脏腑之虚实，及乎气运往复，土地异宜，标本得失，亢承害制，阁之勿论，待明眼而辨焉。众位侍医，年深必有妙剂，局套愿出国手而为焉。若再失正治，日甚一日，日疲一日，将颠困之际，安可枉投试剂，而束手坐视乎？"众罔答而散。养庵曰："待吾诊而进剂耳。"后闻上四君、柴、芍而溏，再上四君、木、姜不止。及更深，侯命诊焉，脉左六动余。而浮，机神不调，右浮弱散。侯曰："吾病笃也，尔何袖手耶？不妨为吾调治焉。"予不敢答，唯鞠躬而退。次君强撮药上试者数，予不能数辞，同幸庵子泉、庵子议曰："据侯数症，原失其调理，变症各出，而成其利害耳，不可以小方单剂所能为也。宜急上人参汤，间上汤药，或上丸丹，察其变而正，看其虚而补，务要活泼，或阴或阳，或正或邪，待其机而应之则可，若言常套局守则不可也。"二子同其说焉。

人参汤：人参一钱、晚粳米一钱，上帖水煎。

考其方曰："人参复真元于无何有之乡，陈米养坤元于利牝马之贞。形气不足者，温养以气味，故用人参之甘补温润以调之。治其物者，求其属，故用粳米之甘平纯补以养之。有生者曰形，曰气，曰脾胃，此不可须臾忽也。数症雨聚，原乎真气弱也，三旬少膳，乃尔胃气惫也。二味之用治病，必求其本。当斯时也，变症姑舍，专以此为本者焉。岂曰不宜。"

汤药方：炙人参、熟地黄、生黄芪、干山药、土白术、茯苓、姜杜仲、补骨脂、广陈皮、五味子、煨干姜、酒当归、肉桂、泽泻、炙甘草上剂一钱，晚粳三分，炮生姜一分。

曰："尊庚八旬，不宜攻夺，故用前品之纯良，以固其精、气、神之三真。容平失调，故用方中八味丸，以润金水，乃清其源，则派分也；动辄感伤，故用方中当归补血汤，一以调其营，一以充其卫，营调则无内伤，卫充则无外感也；食饮减少，故用方中异功散，补其坤土，土一健，则食饮进也；羸瘦骨立，故用归术汤，以补气血，则内实而外充，肌肉自复矣；动气冲动，故用方中肉桂、理中汤以和之，待其真火归宗，则动气自收也；脚跌虚肿，故用方中术、蓣以成堤，泽、苓以决渎，参、芪以升提，则中国以治平，何末症之有也；疝气牵痛，故用方中暖肾丸以温之，苓、术、桂、甘以和之，何疝痛之不除哉；数成溏泄，故用方中二神丸以敛其下关；痰饮时作，故用方中仲景泽泻汤、《局方》橘红汤，一渗一行，痰自消矣；天气寒冷，故用方中姜桂汤，谓其勿伐天和也；数症绵缠，故用多品合方以缓治，待其临机以变通，应用无穷，活其套也。不得明医，故不专偏，不猛夺，暂养阴阳以适中也。其有见垣一方者，予岂敢是前论焉，愿正诸。上人参汤，前方各上一帖。"

十四日，脉五动有奇弱。是日，卯、午、酉三时泄下，其色青。

午，脉五动零弱，方同前各上一帖。脉不似昨之浮散，至是而敛，且将静耳。

晚，脉五动弱，跗肿退十之八，动气浮动矣。

前方，去干姜，加良姜一分。

按：侯脉常带弦形，自月初失其常候，脉神混矣。且侯素有疝症，及患肝气，侍医以疏肝抑木为主治，昨之溏泄，面候惨寒，其脉浮弱，其色甚青，其发寒热，其痛弦急，共属肝部之症。故用方中当归补肝血，肉桂行肝气，良姜以温肝，干姜以理肝，则疏泄止矣。

十五日，脉四动半有奇，似弦形，左关应之。一斋按摩曰："胃之上口，痰将聚矣。"加藤氏曰："制半夏如何?"予颔之。

前方，加半夏、良姜。

晚脉四动有奇，左右似弦而缓。

前方，加半夏、良姜。

十六日，辰脉左似滑，形欠流利，又有神在。午里见保庵诊。

前方，去半夏、良姜、泽泻、粳米、可菊曰："当体东垣以风药何如?"予曰:"然。"升麻,加防风、桔梗各少许,砂仁三厘许,肉桂换薄桂。

按:脉似滑而不利,欠升降不至五动。一斋按摩巨阙间似辘辘之声,侯自觉有物碍于胃口,如阻饮食。此无他焉,食饮入胃,化其精微,上输于肺,脾气虚弱,不能熏蒸,以致精微滞于胃口,似痰非痰,似胀非胀,久则变饮变浊,变溏变肿,或碍于胃口作痛,或阻阑门而响动。可见每经二候,先碍次痛,而后溏则肌如削矣。治以辛温升之剂,辛以分其清浊,温以调其津液,升以提其精微,则胃口宽而辘辘息,碍痛止而饮食进,溏泄和而肌肉泽矣。或曰:"前品半、良、泽、粳,既有应机之功,去之如何?"予曰:"不。"曰:"药之成而退,为其品多,反成混杂,姑暂置之。仍加防、升、梗,借其轻扬升浮舟楫,以就固真之能也。少加砂仁,引其苄椶归宿丹田,调其枢也。"

十七日,脉四动有奇,有上下之势,无涩弱之形者,药应之耶,病将复耶。是午前小水清而多,内带浊者,以谓清者升乎上,浊者降乎下耶。

午末,前泄未固,下一次,觉胸宽痞散,尊体畅利。予曰:"宽之者,升提之应;泄之者,补肝之小,当如是也。"

晚,脉四动有奇,大抵同辰诊。

前方，加良姜、粳米，暂去轻升之品。

是夜，泄止熟睡半夜许，翌旦尊容转悦，察听清亮，容颜开耳。

十八日，脉四动有奇，大抵同前。上人参粳米汤。

是午，里见保翁诊，曰："和论证次教我以方焉。"曰："《外台》茯苓生姜汤服之可也。"予从之。

前方，人参、陈皮、茯苓、生姜、白术、当归、砂仁、肉桂、良姜、甘草，加枳实名茯苓生姜汤。《外台方》。

去杜仲、五味、骨脂、熟芐①、山药、泽泻、黄芪、粳米。

或问："用前方得验良多，固赖杜、芐、脂、芪、蓣、粳、五味之力，何故去而不用，唯补气药之十种欤？"予曰："然。吾闻之耳，用药如用兵，方其阵势也，譬之全方多品，犹若八阵大军，左击右击，奇正相应，则不失其队矣。侯之违和数症往复，前者全军以平之。及乎今也，阴阳虽未全周，跗肿退，动气止，肌体泽，脉色正，察听清，唯其食艰进，痞难畅，胸不宽，泄未止耳。暂憩补阴之剂者，若兵之柔也；特遣调阳之品者，如兵之刚也。故用兵者，察其所当击，或强兵突之，或轻骑劫之，所谓攻其不备者也。用药

---

① 熟芐：熟地。

者，明其虚与实，或甘温补之，厚味养之，所谓临机活泼者也。十种之用人参，为主帅，以树中营之帜；白术为户部，以充仓廪之富；良姜、肉桂、当归补将军血气，以固其疏泄；陈皮、茯苓、缩砂辅中军以防痞胀；炮、干二姜为先锋，开其道路，则胸膈宽而水饮不滞；甘草者谁？当用武之际，可无国老以辅政，相缓其势乎？待明日刚者柔，逆者顺，合总军以簪貂有何不可？"

晚，脉四动半，上下去来有机。

十九日，辰脉四动半有奇，大抵相若。上前方固真饮、人参汤一钱。

是午，又泄一次，比昨少而浓。

晚，诊同上。前方固真饮、人参汤八分。

二十日辰，脉四动半有奇，大抵相若，右气口似躁而满指下。

午，鸠尾下疼痛，按之张弦，脉五动半有奇而躁。

侯曰："前疾又发，肢体弱不禁其痛耳。"予曰："标则相同，本因实不同也，以药解之必也止矣。"侯索药，遂上加味香苏散。

酒香附　广橘红　紫苏梗　藿香梗　缩砂仁　姜厚朴　橄榄肉　淡芦根

上一帖八分，生姜二分，武火煎成而进焉。侯服五口，痛减半；服半帖，痛渐止；全帖，疼痛如失。

　　按：侯常嗜鲫，因数症往复，终不敢进。此三日病势似弱，药力似应，脉色不杂，然膳不进为患，因此特上鲫羹以为进膳之设，不意鲫羹滞于胃口而发痛，故用橄榄、芦根以解其毒；香砂、藿梗以通其气；通则不痛。橘、朴以消其物；消则不滞。苏梗之用，下其气也。气下则畅。又曰："香、苏之设，一以治其疝；一以通其数帖之药力；一以消其内蓄之腥气耳。"上一帖停服。

　　晚诊，六动躁，痛虽渐止，体倦食减。予又上丸药五十丸。作三次而进。或曰："是丸性温不宜上于脉躁、体倦之际，未知有见识焉？"予曰："侯之违和，每与常异。自一月以来，痛则寒热发，疝气强，溏泄频，以致危急者，有前辙矣。故用是丸，一以固其溏，一以调其疝，虽有寒热，由乎疝溏而发也明矣。"又曰："温能除大热，温能调大寒，用之有何不可？体倦食少，乃正气虚耳，待明日宁静，暂留煎成固真饮以进之，未为晚矣。"

　　丸药方：良姜、干姜、故纸各十钱，杜仲五钱，五味、肉桂各三钱，姜、朴、酒归、吴茱萸、小茴、肉蔻各一钱，白术二钱。

　　上，生姜五钱，煎汤调石莲粉为丸。

　　考其方曰："良姜、干姜，乃《局方》二姜丸，用以治其寒痛冷泄也；故纸、五味，乃《济生》二神丸，用以治其肾虚痛泻也；杜仲、故纸乃青蛾丸，用以补暖下焦之虚而止泄也；肉蔻、五味乃石山肉蔻丸，用以止住脾肾之泄而虚寒也；桂、朴、归、良，乃丹溪治疏泄之要；茴、茱、蔻、味，乃东垣治经年之溏。合六方以治其三冬寒疝痛泄。"敢曰："的当。调二品以缓其众味燥热，尤谓出格，唯明者辨焉。愚者虽不悟焉，足耻焉。"或曰："寒热临发进之何如？"予曰："症似各逞本，出一端强进丸数，真寒假热，势自伏而疝定泄止耳。"遂上半夜痛大止，似有寒热之作，然不多耳。自翌日，再不溏泄，天明时进膳少许。

或曰："是丸唯可以治其泄及寒疝乎？"予曰："岂然哉！以树皮、草根，而调小天地焉，局于一隅而能应百病者哉。丸药之用，折而赘。兹当归扶虚而补心；肉桂温润而利肝；杜仲壮骨而暖肾；五味生津而涕肺；良姜养气而健脾；小茴通气以除疝，利乎小肠；干姜逐冷温气和其胆；吴茱萸除疝，温膀胱；厚朴止泻，温大肠；莲肉和中而养胃。至于三焦、命门，有生之火也。虽在四时，固不宜补，故以蔻、纸、生姜以充之，岂谓朔风严寒之用哉。白术、莲肉调中气也，当归、肉桂养营血也，故五脏六腑得其正，则百邪不能逞其凶；气血、阴阳得其正，则营卫不致有败失；寒邪冷气不害其少火，则元元自固矣。"又曰："痰或作滞，以二姜推之；下关虚冷，以四神温之；食饮作痞，以良、蔻消之；疝气作痛，以茴、黄退之。唯其邪火实，真元虚损，则有他方在。虽曰'肌热发渴，若不引水。症属假火'，亦宜用之。陶氏曰'温能治大热'，此之谓耶。"

夜，子后，脉五动余。侯曰："倦耳。"

二十一日，卯时，脉五动，尚有昨夜之余气。侯索药，遂上昨午煎成固真饮。或曰："今朝焉不合药？"予曰："昨日之药可也。"曰："过气耶。"曰："不妨勉进之。"令诸侍官及诸医知吾用方有理，不为偶中也。侍医士遂温之上，侯觉畅快，体倦自和。

午，脉五动，势似和。保翁曰："归脾料不可忽也。"予曰："然。"

晚，脉大抵相若。上人参汤、固真饮。

夜，丑后，更衣，湿而不多。

二十二日辰，脉四动半有奇。上前方。

晚，脉大抵相若。当日腹和，然舌燥胸满，足跌余肿。

是夜四更，大便通而坚。自五旬日，未有此便也。

二十三日，脉四动有奇，大抵相若。医按胸腹良久。予出曰："今日侯当腹痛矣。"及午，侯觉恶心欲吐。医金曰："何前症之累发耶？"予曰："不，乃早间按摩良久，寒气所袭耳。"进二姜丸二粒，姜汤下，须臾即已。

晚诊同。按数日之药，中、下二焦虽固，尚余舌燥、胸满、尿赤、跗肿、不食数症，议欲换方。或曰："宫日药病相投，何其数易耶？"予曰："古曰：'药无定性，中病则已。'今也，下部虽固，心脾未周，故余舌干、脾之窍，心之苗。胸满、心不能周，脾不能运。跗肿、中气下陷。尿赤数症耳。经曰'二阳之病，发心脾''男子失精，隐曲不利'，正此谓也。其不食者，亦由是也。"

归脾汤全料，加陈皮、五加、升麻、羌活、缩砂、木瓜。

归脾之用，调其心脾也；陈、升之加，补益中气也；木瓜、五加，行其腿跗之气也；羌活之用，行太阳之气，以消背脊之肿也；缩砂之用，启其脾也。

二十四日辰，脉大同。上加味归脾汤、人参汤减半。侯曰："舌润耳。"

晚诊同。上前方。是夜，小便多而长亦清，次早脊、腰、腿肿退，跗肿减。

二十五日辰，脉四动半有奇宁，前方。加味归脾汤、人参汤三分。

晚诊同。一斋曰："太阳经肿已退，肌似润矣。唯肋下有痞，固此虚里不应，及季肋甚弱。"伯翁亦教我上归脾、香砂之类。

归脾料，加陈皮、五加、升麻、木香、川芎、肉桂、酒芍。

晚诊同。侯觉舌润气爽及察听清、趺肿减。是夜，小便清长而多。

二十六日，脉左尺弦滑而流利，右尺弦而和。可菊曰："右脉好。"予曰："立春在迩，宜乎左部之弦利，今日始诊其生发耳。"侯曰："五更进粥数口，滞于胃口，服丸药可乎?"予曰："似滞而非滞也。"侯曰："胀是痞耶?"予曰："脉色和流，非其痞也。乃正气聚于气海耳，何用汤丸为?"侯曰："试焉。"一斋曰："虚里应肋，痞降矣，唯带脉为患也。"是日，舌润言清，胸快肚宽，进膳常之倍。

晚，脉四动半宁。

二十七日，脉大抵与昨晨同。

前方，去桂加酒柏，减远志，倍当归。

午，里见保庵有尊恙无及远虑之语。

晚诊，五动宁。

归脾汤料，倍当归，加五加、升麻、酒柏、芍药、川芎、生姜。

是夜，小便清而长，安然熟睡。

二十八日，立春。是早，脉四动半有奇，有上下之神，无涩弱之形。两尺有神而荡，观察和悦，听之不清，趺肿愈退，冲阳、太溪脉和，唯其阴阳、气血未周，瘦弱未复耳。

按，云林龚氏曰："大凡大病后谷消水去、精散卫亡，多致便利枯渴，治宜补中益气为要。"盖脾为中州，浇灌四傍，与胃行其津液者也。况大肠主津，小肠主液，亦皆禀气于胃。胃气一充，津液自行矣。燥甚者别当以辛润之，故用肉桂。以苦泄之，故佐酒柏。及仿治周侍御患元气虚弱，心神虚损，饮食不思，六脉虚微，倍用参芪，加远志、枣仁、酒芍、地黄、麦门，连进数剂得效。公案故方中，全用前品，一以体归脾之料，治心苗之燥；一以润肠胃，顺大便之结也。肉桂、独活之使引众品，调其下元；酒柏地黄之用，以救将绝之肾水也。又，独活、五加行气于下部，退其虚肿，兼同地、参补肾元也。

补益料，加肉桂、远志、枣仁、茯神、地黄、门冬、酒芍、独活、五加、酒柏。

上一钱二分，姜二分，煎熟而进。

其有川芎、故纸、杜仲、山药、山茱、五味、良姜、羌活、木瓜、防风、木香、砂仁、牛膝、茴香、楝子、桔梗等品，俱凑进退加减应病之效。恐药味浑杂，反成其偏，姑舍焉。唯摘其要，以充其剂耳，知医者不妨为侯摘出。

晚，脉四动半，有上下去来之神，跗肿将平，饮食顺，言亮声响。

前方，去酒柏，加香、砂。

二十九日辰，脉四动半有奇，流利尺滑。

前方，去门冬、地黄、黄柏，加木瓜、杏仁、香附。

或曰："药病相应，又胡出入？"曰："数剂润品，固足润其肠胃津液矣，当行大便之际，不宜骤用门冬、地黄，以其滑肠也。加以木瓜、杏仁利其气，通其脾也。东垣云'杏仁治气秘，佐以陈皮'，正此谓也。"

午，上独参汤。

晚诊同。前方。

是夜，丑前，大解，不硬不湿者适中。

三十日，卯时，脉四动半有奇，清和流利。

补益料，加肉桂、远志、枣仁、茯神、川芎、酒芍、木瓜、五加。

午诊，四动半有奇、流利，机神动矣。是午，永怡子诊曰："脉数。"良久再诊曰："动数减半，唯五动耳。"又曰："多日不食，脾胃脉虚弱也。"里见保庵诊曰："脉和，唯心脉未荡。"

或曰："按侯尊年久病，血气阴阳未复，营卫宗之气未周，食饮未甘口，肌瘦未充，体脉当浮弱而涩，或兼虚似数，何机神荡动，去来和利之见诊也？丹溪曰：'瘦人脉浮。'戴氏曰：'久病脉弱，是其候也。'又曰：'气虚，脉如病蚕食叶，血虚脉如雨沾沙，中带虚、数二者，乃涩脉也。'侯诊无上诸脉，何与病相反耶?"曰:"子知之脉,不察之治。言医者,先明脉病之虚实,而后用药之不忒,则重病就轻,轻病就愈,将复未复之际,脉先荡利耳。自前至今,经两旬日,凡用人参汤三十余帖,日夜不间断者,正虑其高年严冬,久病脉涩,气弱数端矣。譬之世人脉病相失,良医束手之际,单用参汤而复命者间有矣。标明厥旨全在薛立斋、虞恒德、龚子才所编书。况进参汤及峻补药剂多日,今日得机神荡利,不言而可知矣。吾将停药两日,温之以食者,正由脉之动荡耳。经曰:'人形病,脉不病,曰生。'《难经》推明之,曰:'人形病,脉不病,非有不病者也。'仲景叮咛究之,曰:'人病脉不病,名曰内虚,以无谷气,神虽困,无苦。'是言形体憔悴,精神昏聩,食不饮美,而脉得四时之从也。扩之病后调理,理犹明当。"

辛丑年正月元旦,精神爽快,食物饮美,声亮色润,脉四动半有奇,上下去来之势利。

是日,停服。

卷下

风　劳

奉诊。某君脉数次，或浮而滑，或弦而数，或滑而数，两关前犹甚。闻自秋仲外感鼻塞，或用败毒、正气等剂发表。延至冬初，晡热痰红，或用滋阴降火。及至腊末，犹患恶寒晡热、头痛额痛、鼻干龈肿、痰嗽声重，或用补中益气，数症还复，百药龃龉。非药草之不灵，计症候之不明也。兹承某君命，不敢隐讳，略窥线道，以陈始末。夫风，天之阳气，百病之长也。营卫失调，皮肤不密，阳邪外袭，伤人尤速。一失其治，传入腠理；再失其治，传入骨髓。不能泄越者，内作骨蒸而成风劳矣。论其变，或令人寒热，或咳嗽、吐血、遗精、盗汗、肌瘦等症作矣。岂曰"尽属阴虚而用滋降"？再曰："中气虚弱，而用补益，枉投药剂，坐观其效，如众盲摸象者哉。"故药分三阴三阳以施，症随各经各脉以断，纵得外邪之伤，乘其邪浅，药不数服而得愈矣。原某君数症，虽经几月，幸年壮气旺，阳邪不为传变，唯滞于一经也。谓一经者，足阳明也。

自迎香交入鼻，历承泣起头维，循鼻外入上齿，及走下关、颊车数穴云所患数症，不外斯经。申酉晡时，足少阴表里所主。土一受邪，侮其所胜之水，则晡热作矣。经曰："应于申末发者，谓之潮热，邪在胃也。"脉浮滑弦数，阳也，表也。乘其脉势，先以表散阳明之邪，候其脉和，后以调理阳明之土，则无实实虚虚之患矣。所用药方考略陈如下：

升麻、葛根、白芍药各五分，当归二分，白芷二分，甘草二分。

芷、葛、升麻，辛甘轻清之品也。辛甘法乎阳，可以发阳明之表，轻可以治阳明之实，清可以理阳明之滞。以白芍，敛其清发之气；以甘草，可以缓其阳明之土。经曰："邪之所凑，其气必虚。"佐以当归之甘温，和芍药之酸寒，调其营，又和炙甘草之温平，和其卫。营卫调而外邪伏，阴阳和而寒热除。是以加味之升麻葛根汤，由乎阳明之症而所设也。

前方上五帖，诸症如失，唯鼻塞耳，脉左右关尚弦，再加二味于前方。虑一味之和滞不专，姑置之。

加芎、辛各三分，去归。

上六帖。鼻气通畅，头面爽快，六脉平和，饮食自若。然因岁末年始，出入甚繁，初四日，觉皮肤恶风，今犹平快矣。承某君命，再一制方云。

前上升、葛数剂，诸症速痊。昨似有风寒之状，然脉既平和，不可过服表剂，亦不可峻补。将前剂宜合友贤之补益，汤料想适中也。特考药品，再验万一。

人参、黄芪、白术、陈皮、当归、柴胡、升麻、川芎、白芷、白芍、葛根各二钱，炙甘草一钱。

参、芪、术、陈，甘温而补右；芎、归、柴、芍，味厚而调左；升、葛、白芷，引众药以行表。国老之甜，和众药以缓势。一补而恶寒退，一发而恶风散，一升而上部症和，一敛而中州气平。或曰："医王汤病后固宜分两，得不从东垣氏之古制而用等分，无乃逾古贤之法乎？"曰："吾闻之矣，用药如用兵。方其阵图也，苟执其方，而不考其药，如将之师，师唯执其阵其图，以遗其兵势也。临机不能应变，而不致倒戈弃甲者鲜矣。是以君、臣、佐、使异用，寒热、虚实异剂，轻重异宜，亢承异制，故曰：神而明之，存乎其人也。东垣立方，以参、芪为君，以脾胃为言，予之变方。以升、葛为引，以固表为用矣。古人有言曰：世或操禁方为口实，剿窃陈言，甚托言师心倍古昔而自用，诤之诤者也。与其自用，无宁有方；与其执方，无宁穷理，诚万世方家之指南也。"曰："子之合和补益升、葛二方，分两果有理乎？"曰："既陈之右矣。能升其清，则浊自降，清浊复位，营卫斯调。"

吐　泻

纪州五旬男，经霜路十余日。因病后患不服水土，吐痰泻利，觉四肢怠倦，脉左关弦数、右弱。

［初用方］生半夏、生陈皮、白茯苓、白术、人参、厚朴、藿香、青皮、白芥子、莱菔子、甘草。

［次方用］固真饮子。

［终用方］三子养心汤。

肛　痛

中年男，常患小腹弦缩，饮食不甘，过则屎结尿数，觉口中粗淡。本年八月肛门肿痛，脓汁不断，脉弦弱数。

人参、白术、当归尾、陈皮、柴胡、没药、桃仁、槐花、白芷、甘草节、川芎、益智、地榆、黄芪。

内　痔

壮男患内痔，直肠肿痛，脓汁不干。

当归、桃仁、枳壳、苦参、白芷、地榆、红花、甘草节。兼用苦参丸，每服十丸。

淋　浊

纪州大井氏。壮年患浊，茎痛发疳，愈后清汁不干，梦遗。令服忍冬草一斤余，脉数而弦。兼患淋浊，阴囊左边肿核。

［初用方］当归尾、川芎、黄柏、甘草梢各三分，忍冬五钱，肉桂、橘核、牛膝各二分。

［次用方］黄芩、黄柏、肉桂、龙骨、车前子、当归、熟地黄、山栀子、黄芪梢、甘草梢、牡蛎、柴胡、辰砂。

［次用方］白术、肉桂、茯苓、泽泻、猪苓、木香、川楝子、苏木、木通、槟榔子、橘核、川芎、生姜、盐、茴香、莲肉。

［次用方］补中益气汤对五苓散加橘核、酒黄柏、吴茱萸、生姜、盐、车前子、茴香。

［次用方］黄芪、莲肉、人参各二钱半，黄芩、麦门冬、地骨皮、车前子各一钱半，附子、肉桂、槟榔子、熟地黄、山茱萸、山药、泽泻、牡丹皮、青皮、橘核。

［次用方］八味地黄丸料加橘核、延胡索、茴香、川楝子。

［终用方］同方。加石菖、甘草、乌药、益智、

盐、龙骨。

目疾变证

壮岁男，前年患眼。上盛下虚，饮食不成肌肉。脉举之似缓，按之全无。

［初用方］固真饮子。

［终用方］升麻葛根汤加薄荷、白芷、决明子、独活、细辛、黄柏酒炒、当归、夏枯草、甘菊花。

疟后变证

水野氏，前二年患疟。后嗳气、嘈杂、腋汗、腰痛、足弱。遇寒则便结，疝动则溺黄。脐腹痛，睡则身麻，夜不能寐，双眼蒙昧，肌肉瞤动，右胁筑块，脉弦而少数。

［初用方］破郁丹料。

［终用方］固真饮子加青皮、香附子。

疟后瘦疢

远藤氏四旬。十年前，患疟三载，后右手战，左右有时不便，四肢冷或足热，项太阳筋强，两胁筋强，或筑。左胸鸠尾及脐边动气，一或用气，则目眩身摇，遇食则泻上气，头痛，遇冬腰冷，久坐则足痹，不知脱履，时患浊麻。

［初用方］人参养胃汤加黄柏酒炒、青皮、鳖甲。

［次用方］沉香天麻汤加青皮、槟榔子、茯苓、黄柏、车前子。

［次用方］半夏白术天麻汤加青皮、羌活。

［次用方］人参败毒散去人参，加木瓜、薏苡仁、黄芩、黄柏。

［次用方］前剂去木瓜、黄柏、薏苡仁，加黄连、芍药。

［次用方］羌活、独活各一钱，藁本、防风、甘草、川芎各五分，蔓荆子三分，附子。

［终用方］羌活、威灵仙、黄芩、甘草、酒香附、桔梗、当归、皂角刺、防风。

头痛眩晕

一壮男，四年前正月停食，以前头苦痛如钉、眩晕至今。腹内不和，心下攻筑，或泻利，或耳鸣。

半夏白术天麻汤加青皮。

［又用］交感汤加甘草。

胸痛失眠

十八岁男子，身体衰弱，时吐痰，早晚和静。子午劳倦，胸痛上气，不寐，小腹无力，脉细数弱而不调。

补脾泻肝汤对定志丸料加陈皮、香附子、酸枣仁。

喉右结核

白樫氏内人，壮年。右喉结软核，临夜咽干口渴，或身体痛无定所，嗳出气则胸宽，不嗳则紧。脉上部滑数，下部五动弱。

[初用方] 破郁丹料或藿香正气散。

[次用方] 加味四七汤加酒黄连。

[终用方] 四物汤去熟地黄，加生地黄、香附子、薄荷、桔梗、酒黄柏、知母、甘草。

左胁动气

涩谷氏，左胁动气上升，目眩，头或觉酸痛，背脊强，手足甚冷，停食则易饥，多食则倒饱。

[初用方] 半夏白术天麻汤加香附子、青皮。

［次用方］升麻葛根汤对平胃散加羌活、川芎、白芷、细辛、藿香、天麻、石菖、生姜。

［次用方］沉香天麻汤加青皮。

［终用方］升麻葛根汤加羌活、细辛、川芎、天麻。

耳鸣身痛

四旬男。患下疳，愈后耳鸣身痛，一医用药，鸣定呕逆，脉浮细弱。

［初用方］附子理中汤。

［次用方］六君子汤加天麻。

［终用方］前剂加干姜、黄柏。

发　斑

寺本氏。肌体壮热，发斑有汗，不食，面赤，眩晕，足弱。

玄参升麻汤倍白芍药。

痰　嗽

伊达氏，五十岁。多年患痰嗽，日则少静，至夜半后，痰甚嗽多，或耳鸣目昏，腹胁冲弦气动，多食则嗽愈甚，大便秘，小便如常或涩。

三子养亲汤加栝楼实、海浮石醋制。

耳鸣脚弱

石原氏，壮年。四月间，遍身发小疮，如麻如斑。服药愈后，伤风吐痰，左手足不便于动，左胁如有物冲气动，耳左鸣不闻，有时脚膝弱，或左腕肿。脉左右上部浮弱数，下部弱而数。

当归、川芎、芍药各二钱，威灵仙、忍冬各三钱，羌活、黄柏、石菖、红花各二钱五分，蝉蜕一钱，防风、枳壳各七分，甘草五分，生地黄一钱，桂枝三分，柴胡、升麻各八分。

头痛耳聋

冈村氏，壮岁。患头痛，不食，吞酸上气，或胸痛，四肢冷，耳右聋左鸣，目昏足膝麻痹，或舌强咽干，眩晕，吐痰，健忘，遗精，或小便溷浊①。脉上部弱数，下部似滑。

① 溷浊：同混浊。

［初用方］益气聪明汤对六君子汤加天麻、天南星、石菖、独活。

［终用方］通明利气汤。

潮热发斑

二旬男。肌腹日晡发热，头面无汗，四肢觉冷，恶闻食气，吐逆，遍身将发斑状，头痛，脉沉数，或弦数。

［初用方］太无神术散对升麻葛根汤加玄参。

［终用方］不换金正气散对升麻葛根汤加石菖、枳实、人参、生姜。

上数帖，前症愈。发黄，眼色如金，口渴。

茵陈五苓散加葛花。

疝瘕恶候

高田氏。患气郁，腹围作聚，少食，白浊。脉左右俱涩，五动一止，或三动一止，医为恶候。予曰："是。"然医书言疝之变症，恶候百出。

［初用方］行气香苏散加青皮、山楂子、木香；或去三味，加茴香、青木香、三棱、莪术、木通。

［次用方］三和散。觉脐上下气动，脉三十动一

止、二十五动一止。

[终用方] 人参、干姜、肉桂各一钱，甘草、黄柏、知母各五分。

胸胁动气

一壮男。患左腹攻筑，行步无力，胸胁气动，饮食减少。

[初用方] 行气香苏散加青皮、山楂、木香、天麻、半夏。

[终用方] 八物二陈汤。

腹冷跗肿

青木氏。肥壮，常苦小腹冷，足弱或跗肿。

苍术五钱、黄柏三钱、甘草五分、牛膝八分、生姜八分。

腹痛肚胀

一男子。因食鱼生腹痛，左甚，作泻，脉实。常患腹胀，面赤上气。

厚朴、山楂子、青皮、木香、藿香、缩砂、甘草、芍药、乌梅、槟榔皮、半夏、陈皮、香附子、青黛共十四味。

疝　瘕

五旬男。平素用心太过，仕官朝夕无暇，常犯疝症。小腹冰冷及腰脊，或觉腹内如转索，或肚腹如絮柔，痰支心下，脚腿酸弱。脉沉细无力，或细动似弦。

十全大补汤去肉桂、白术，加附子、羌活、防风、制半夏、干姜、陈皮、杜仲、牛膝。

狐疝痔漏

一男。常患孤疝，或湿或隐，下血数年。在四季八节之令，右胁结块如碗，不动不痛，觉腰背冷，头鸣，目眩。小过于食，则吐饮一口。多年病痔瘘、脱肛数症。

［初用方］二陈汤加苍术、川芎、香附子、羌活、青皮。

［次用方］芍药、当归尾、地榆、桃仁、枳实、厚朴、青皮。

［次用方］清气化痰汤。

［次用方］藁本、白芷、羌活、天麻、威灵仙、细

辛、蔓荆子、生地黄、当归、香附、山栀子、陈皮。

　　[次用方] 香砂平胃散。

　　[终用方] 活血化痰汤加地榆、黄连。

伤食痞气

　　一男。常患肚弱伤于食。右胁痞气，脐下亦然。或似伤风，肩背紧。或秋末痰支咽喉，或闻鸟羽声则胸心怔忡不时。口舌或咸，有时便燥。脉滑数，右关无力。

　　[初用方] 二陈汤加青皮、苍术、茴香、香附子、川芎。

　　[次用方] 行气香苏散。

　　[终用方] 柴物汤对二陈汤加知母、黄柏、延胡索。

心腹胁痛

　　高柳氏。患心腹胸胁痛楚，面白唇红。

　　[初用方] 蒲黄、五灵脂各一钱，木通、赤芍药各五分，黄连一钱二分，附子二分。

　　[次用方] 椒梅汤对七味清脾汤加紫苏、白茯苓。

　　[次用方] 当归、茯苓、陈皮各一钱，白芍药、酒

黄连、山栀子、酒香附各八分，青皮、川芎、半夏、厚朴、柴胡各七分，吴茱萸、甘草各四分。

［次用方］推气散加厚朴、沉香、木香。

［次用方］黄连、吴茱萸、木香、沉香、延胡索、香附子、桂心、姜黄、砂仁。

［终用方］当归、茯苓、青皮、陈皮各一钱，白芍药、黄连、山栀子、香附子各八分，川芎各六分，半夏、厚朴、柴胡各七分，甘草、吴茱萸各四分。

积气眩晕

河岛氏。患腹肚积气不食，体瘦，发作则眼晕背强，手足冷，或梦遗、恶食。

［初用方］半夏白术天麻汤加青皮、香附子。

［终用方］分心气饮。

鼻　痔

浅井氏。平常少饮。左鼻孔生痔，体温则通，遇寒则塞。

［初用方］补中益气汤加白芷、细辛、辛夷、木通、川芎、石菖。

［终用方］辛夷、木通、防风、细辛、藁本、升

麻、白芷、葛根各三钱，黄芩、甘草、薄荷、石菖各一钱五分。

潮热盗汗

安西氏内人，二十岁。因产后丧孩，至六月后，发热晡时，或盗汗，不食。医治后，体瘦弱，面赤，或盗汗，不食。脉七动无力，左右项生疬六七颗，经水或居。

［初用方］黄芩、柴胡、桃仁、玄参、犀角、赤芍药、牡丹皮、生地黄。

［次用方］活血化痰汤加地骨皮、牡丹皮、红花、桃仁、延胡索、香附子、白术、酒黄柏。

［次用方］柴胡、连翘、黄芩尾、甘草、三棱、牛蒡子、苏梗、黄连、红花、栝楼根、知母、贝母、白芷、葛根、生姜。

［次用方］桃仁、赤茯苓、柴胡、三棱、白术、贝母、酒芩、山栀子、桔梗、当归尾、缩砂、甘草、陈皮、栝楼根、红花、皂角刺、生地黄。

［次用方］山栀子、柴胡、葛根、川芎、黄连、芍药、地骨皮、当归、白术、茯苓、红花、桃仁、牛膝、甘草。

［次用方］栝楼枳实汤去当归，加桃仁、红花、牛

膝、赤芍药、当归尾。

[终用方] 加味逍遥散对四物汤加贝母、栝楼根、红花、桃仁、牛膝。

肿泻绝症

一奴。劳役后病泻，面部、四末虚肿，色青黄，痰喘不眠，不进饮食，言语呢喃。脉左寸不应，余部浮弱，或弱数五动半。余医治将及半载，病日笃，并无寸验。予曰："弱则卫气败，弱数营将夺，不救。"其主再三求请，曰："服子之药一帖，虽瞑目在九泉之下，亦无怨矣。"予不得已用药，七日浮肿退，痰喘止，粥饮进，呢喃定，外症悉平，唯脉不复。予曰："无奈矣。"其主再求曰："服子之药，得其神验，更乞一治。"予曰："独参汤大帖，延三日之命也。"后，果然。

[初用方] 当归厚朴汤对六君子汤加木瓜、阿胶、煨生姜。

[次用方] 当归、厚朴、前胡、甘草各五分，肉桂、陈皮各七分半，苏子、半夏各一钱，人参二钱。

[次用方] 六君子汤对钱仲阳白术散，兼用独参汤。

[次用方] 驻车丸，每二十粒粥饮下。

［终用方］消气散。

咳　嗽

五旬男。患咳嗽，或饮食，或睡卧，身暖愈嗽。脉滑。

三子养亲汤对二陈汤去半夏，加生半夏、山楂子、香附子、神曲、栝楼仁。

棱骨痛

岸本氏。患棱骨痛五六年。或咽干，龈肿，头痛，面目肿。右脉滑。

升麻、白芷、苍术、薄荷、黄芩、甘草、防风、半夏、羌活、天南星。

麻痹不遂

纪州落合氏。前年患疽，愈后右胁筑块，左足麻痹而弱，左半身觉不便。常耳鸣，或梦泄。脉五动。

三妙散加当归、川芎、青皮、独活、甘草。

脚　气

壮男。患淋浊，愈后发脚气，肿痛。

人参败毒散去人参，加木瓜、牛膝、苍术。

内　痔

四旬余男。患内痔，结粪疼痛不已，夜甚。脉左
弦尺弦实，右浮弦五动余。

当归尾、赤芍药、川芎、荆芥、地榆、枳壳、槐
花、酒黄连、生地黄、防风、乳香、没药、桃仁、甘
草节。

痔　疮

一男。患痔疮，逾年不愈，状如烛残，脸肿遗脓。
脉弱散而似滑，或弱数。

［初用方］黄芪尾、人参各三钱，甘草节五分，当
归、白芷、皂角刺各二钱。

［次用方］黄芪六钱，当归二钱，川芎、柴胡、生
地黄、芍药、甘草节各二分，白芷二钱。

［终用方］人参败毒散去人参，加金银花、防风、

薏苡仁、连翘、黄柏、皂角刺、木瓜、木通。

下疳疮毒

林氏。患疮毒下疳，愈后肢体弱，两腿紧痛，缺盆、肩井左右发数十块，或溃或愈，脉动而弱。

［初用方］十六味流气饮加木瓜。

［次用方］疏经活血汤。

［次用方］四物汤加黄柏、木瓜、槟榔子、苍术。

［次用方］同方，加黄芪、防风、杜仲、羌活、人参、牛膝、甘草、附子、黄柏、槟榔子、没药。

［终用方］当归拈痛汤加附子、细辛、干姜、防风、茯苓、山茱萸。

手战舌强

四旬男。常患右手风战。本月初日晨，唇缓舌强，不能言语，至巳时渐复，至今二十余日，每早如前。昨、今二日，口无食味。脉左弦数，右弦数弱。

［初用方］乌药、陈皮各二钱，川芎、白芷、枳壳、桔梗各一钱，荆芥、白僵蚕、干姜各五钱，甘草三分。或加黄连酒炒、羌活，或加防风。

［次用方］栝楼枳实汤加石菖、半夏、人参、

白芷。

　　［次用方］霍香正气散加人参、石菖、葛花。

　　［次用方］八味顺气散。

　　［次用方］定志丸料加木香、当归、酸枣仁。

　　［终用方］治心虚手振药剂十五味。

痘　疮

　　十七岁女子。初九日，发热。初十日，见痘，是夜经水适行。十一日酉时，痘发遍身，满面根窝不润，咽喉干渴，肌体尚热，脉浮滑数。用当归、芍药、川芎、葛根、牛蒡子、连翘、木香、生地黄等剂。四物补其血，则红点能润，又理经水；葛根解其肌，则脉自能和，兼行阳明；牛蒡、连翘化痘毒，以治十二经之火；香可以去秽，故用木香而净其经水之污；轻可以治实，故佐葛根而治其肌表之壅。又，木香能行血药之滞，芍药善敛轻发之气。

痰　核

　　丰州青木氏女。患痰盛发热，项生一物如橘大，焮肿疼痛，咽干口渴。一医与清凉散合二陈汤，治十余日并无寸效，不食三日矣。请予诊。左寸关弦数，右大数。予曰："此方宜矣，但二陈汤未可也。"原用清凉散加山豆根、栝楼仁、枯黄芩三帖，而痰退热止，仍以清凉散为末，醋调敷痛处。明日，其肿即退，举家神之。

脱　肛

一富商，年六十余。头项肿痛，不能摇动。一医用人参败毒散数十帖，热退肿如故，又用内托之药不效。请予诊之。脉虚缓，左尺涩。及伸手乞诊，转身之际，皱其两眉，眼看身下。予曰："平素莫犯脱肛么？"患者曰："已多年矣。"予乃知前用败毒散之非。撮补中益气汤加茯苓、酒芍药，倍人参、黄芪，三帖而脓出，七帖而收功。外贴拔脓滋血膏药。

项下肿核

大阪一妇人，年三十余。项下肿痛结一核，红如柿子。一医用人参败毒散，数日不效。请予治之。仍用前方加海带、昆布、山豆根、黄芩、黄连、栝楼仁，五帖，而肿消热退。外用海带以下六味粗末，连钱草汁，和醋调贴。

附录

大明独立老人用药方

老人治一老父，形瘦患疸。某曰：
"是血燥发黄证也。譬如秋燥之令
一行，万树萎黄。"其用药之始末
录之也。

八月八日　脉左寸沉数，关尺沉带细涩，右手三部
沉而数，寸犹数大。老人云："热郁于中
不上散，胃中火滞而然。脉见乎上，是
以上部多见色黄。"
地骨皮、知母、连翘、枳壳各三分，黄芩
四分，山栀子二分，薄荷叶半分。
上三剂，分二帖，作四次，日夜服。

九日　脉同前。但左寸些浮而和。本方去薄荷，加
当归、防风、秦艽各三分。

十日　脉左尺沉弱而安，右手机神动荡，不似
昨朝脉之沉涩矣，凡微弦。
栝楼根八分，知母、连翘、枳壳、地骨

皮、黄芩各六分，黄柏、白芍药各四分，防风、甘草各二分。

上分二帖，作四次，日夜服。

前八日云："寸脉数大，热郁于中不上散，胃中火滞"云云，因用薄荷、防风之品。十日夜，郁火升动，肌肤有热，日夜不退。火炎则水干，故阴热将发也。燥万物者，莫甚乎火，故羸瘦不生肌肉，火甚则速于传化，故善谷不宜嗜食热燥。此剂苦寒甘凉方也。苦能泻火，火去而阴自生，阴生则肌肉自长；寒能胜热，热退而燥自润，燥润而黄自退也。

十一日　脉气渐浮，热郁自得升动，但脉气浮，不无热动，此正治耳。

玄参、白芍药、连翘、知母、栝楼根、地骨皮各三分，黄芩四分，黄柏二分，甘草一分。

上剂，分二帖温服。

十二日　脉失录。热，申时发至亥时。

黄连、白芍药、玄参、黄芩、知母、枳壳、栝楼根各三分，黄柏、牡丹皮、地骨皮各二分，甘草一分。

十三日　脉失录。六日夜，大便燥结，因加桔梗，谓其气少升，则大便通矣。

前方加桔梗梢二分。

十四日　脉失录。前方，因数日便结，制通大便方。莱菔子七分，枳壳四分，知母五分，桔梗二分。

上煎汤，生捣栝楼根五钱，取自然汁，投入汤药中，再加蜂蜜一匕拌溶，重汤温服。至夜半后，寅初刻，大下燥屎，粪后下些黄汁如豆淋者，其后自止。次晨，胸膈凉快，肠胃宽快。浊滞不下，则清气不升，阴阳之道也；小人不退，则正士难进，家国之道也。故燥热日久，里积燥粪，燥粪不去，则脾胃愈积，故假此而推之，治病之道也。

十五日　脉六部些数而和，但两尺沉涩，右寸弱。白芍药、黄芩、知母各二分，石斛五分，牡丹皮、生地黄姜汁炒，各三分，枸杞子五分，陈皮三分，甘草一分。

上剂分二帖，作四次温服。是日，晡热又来，饮食少进，气色怡倦。经曰："一水不胜五火。"故此剂以泻五脏之火也。燥热之药，久服致脉数虽和，沉而无力，此几而无水，故泻火以存水矣。用陈皮、甘草以养胃气，石斛等物清肺源矣。

同晚 脉失录。阴时作热，由邪所至。便通渐能止也。但得脉神旺长，不为涩滞乃佳，是在调其气而和之，云云。

广陈皮五分，石斛七分，桔梗一分半，白芍药三分，制，香附子五分酒制，白茯苓五分，甘草一分半，缩砂仁四分，为细末。

上剂，水煎熟，投砂仁末，作二次服。

十六日晨 脉六部和，带少弱之意。

前方，减茯苓三分，用二分，加黄芪二分。

十七日晨 脉左和，右寸关涩，恐是胃口闭郁。

前方，去茯苓，加枳壳二分，连翘三分。

同晚 脉失录。申时热发，胸膈烦热，咳嗽。

立师曰："前方加香附子、砂仁者，止下之用也，下止可去矣。今朝速欲去之，恐未尽矣。今晚脉沉而致嗽，宜去香砂耳。"

前方，去香附、砂仁，加黄芩、知母、地骨皮各三分。

十八日晨 脉右寸关浮大带涩。

黄芩四分，枳壳、白芍药、防风、柴胡各三分，黄柏二分（肾无实不可泄，今在尺脉沉，火不息故暂用矣），甘草一分，知母、贝母各五分,为末。调前汤送下。

同晚 脉左三部和,右寸浮数。或曰:"浮脉应秋,肺金独旺,恐伐和平之气欤?"曰:"然。"用枳、柴发动右阳,二母以润肺金,是所以也。然药力未行矣,须用二帖而知之。"明早脉得和,喘少热微,气色和怡。

十九日晨 脉六部和而敛。昨脉右寸关浮数减大半而敛。

前方,去柏、芍、柴,加桔梗二分、椒目五分。

或问:"症得之燥热,用芍药酸寒收敛,是法也。今去何为?"曰:"芍药虽治土之热,实治左关药也。右关土位脉弦,乃泄土中之木,今脉和故去之。"

二十日早 脉左三部如无力,右上部始得平和,嗽止夜热退,小便些淡。

黄芩、椒目、天门冬各三分,知母四分,贝母、沙参各五分,当归、枳壳、白芍药、连翘各二分,甘草一分。

同晚 或问:"燥证发热是常,而反恶寒,何也?"曰:"六脉无寒热之至,此因燥见阴血之虚矣。"

— 97 —

前方。

二十一日晨 脉六部和而弱。

沙参、贝母各五分，当归、连翘、柴胡、黄芩、知母各三分，黄柏、防风、白芍药各二分，甘草一分。

同晚 晡时热，至夜不退。

同方，去防风。

二十二日晨 脉左寸发动，关尺沉，右寸关沉涩，其中如有物应指，尺沉数。或问："累日下药，热不即退，症得之金燥火郁，倍用润剂何如？"曰："虽然今晨之脉，右手俱沉应指，如有物，想是燥屎也，宜推下之。"

前方，去柴、归、翘，加槟榔子、枳实各五分，山楂三分。

上煎，午未时服一帖，申时下燥屎一颗，如羊粪而坚者，复下肠垢些些。

二十二日夜 热退，戌时再进一帖，至夜半又下燥屎二颗如前者。丑时，微热似不觉。

二十三日晨 脉右关浮涩，颜色轻和。

前方，加黄连二分半。

二十三日晚 脉两寸实数，微热而嗽。曰："寸热而发与夜，宜降阴耳。"

生地黄、山栀子、枳壳各三分，黄芩四分，牡丹皮、白芍药各二分，甘草一分。上煎服。

二十四日晨　脉左三部沉而缓，寸些大，右寸关大。

前方，加黄柏二分，倍生芐、黄芩各一分。

上煎服，小便些清而多，热不大退，微微而热。

二十四日晚　脉左三部沉中些数带弦，右寸关大，而冲上，其中应指如有物，或议用推而下之。曰："左脉不浮泛，所以热不易退。高年病久，不宜重如寒降。重之则生气不达，愈见其热，宜和之以少甘温之味，则生气生达，而脉浮泛。若胃有遗屎未尽，后再推下之，未为迟也。"

生地、黄芩各四分，牡丹皮二分，当归三分，白芍药二分，枳壳、槟榔子、神曲各五分，黄连一分，甘草二分。

二十五日晨　脉左三部俱平，右上部些数，下部平然，大抵共见缓弱，故用补剂。

当归二分，生地、牡丹皮、沙参、神曲、广陈皮、黄芩各三分，甘草、炒黑干姜各一分。

二十五日晚　脉左三部数沉中有生动之机，右寸关数有泛发之气，尺涩。北政之年太阴司天，右尺不应，连日不论右尺是不应故也。

前方，去归、姜、陈，加玄参、地骨皮各三分。

二十六日　脉左上部数有浮泛之气，下部起动似数。右寸平，关平而长，尺似涩。

羌活、地骨皮、知母、玄参、黄芩、神曲、葛根、犀角各三分，为末，黄柏二分，甘草一分，牡丹皮二分。

上剂煎熟，入犀角末一沸，温服。

同晚　脉左上部和，尺弦数，右寸关和，尺些数。

立师曰："左尺弦数，而起肾热见矣；右部寸关今日热退，而尺犹属肾经气分。两尺热见，法当治以辛苦凉，辛以散，凉以润，苦以降，是曰全治耳。"

黄柏、知母各四分，地骨皮、泽泻、玄参各三分，栝楼根七分，山栀子二分，甘草一分。

二十七日晨　脉左三部平少数，尺有生发之气。右寸缓，关长，尺涩带缓。

前方，加枳壳二分。

同晚　脉左寸平，关数些大，尺平，有根起浮之形；右寸平，关长而大，尺平，大约

同晚	脉左关些大而数，寸尺和而缓；右关大数，寸尺和弱。
	前方，去枳壳，加人参、谷芽各二分，知母、天门冬各三分。
	按：前用芪、参十余帖，各三钱余。至初六晚，脉神大旺，故停一伏时。脉神又弱，再加之以助脉神矣。
八日晨	脉左三部和；右寸和，关数，尺沉。
	厚朴、栝楼根、白芍药、神曲、地骨皮、知母、天门冬各三分，黄芩四分，山楂五分，谷芽二分，甘草半分。
同晚	脉左关些数，寸尺些数而和；右关滑数而短，寸尺数中和。
	前方，去栝楼根、谷芽，加青皮三分、胡黄连二分。
九日晨	脉左三部缓小而和；右寸小而和，关些数，更有升动之气，尺和。
	前方，减厚朴、青皮各一分。
同晚	脉左关数，寸尺些数而和；右三部平，但关少数而弱，俱得活动之体。曰："左三部沉中见数体，而不见弦，现而平沉。则热在内，所以不伶俐也。按：先治其数，后补其弱。谓实者先泻之，虚者后

补之，是此欤。"

生地黄、龙胆草、枯黄芩、玄参各三分，柴胡、白芍药各二分，黄连一分，山楂五分，甘草半分。

上水煎，临服调犀角末，二分，牛黄末，二厘，作三次温服。

十日晨　脉左三部和中有活动之气，兼弱；右关些数，而往来明白，寸尺和而少数。

前方，去柴胡、龙胆草、牛黄。

上补泻兼行也。

同晚　脉力少而弱，宜大补阴血，以燥自润矣。左三部些数中似弱而少力，右三部平和而些数。

当归身三分，熟地黄五分，五味子五粒，枸杞子七分，人参三分，干山药五分，山茱萸二分。

十一日晨　脉六部沉而无力，曰缓，曰老人脉缓，是病之常，但未能呕起矣。

前方，加地骨皮三分，金毛狗脊五分。

后日，脉左寸关和有圆活之意，尺弱右寸平，关些数无力，尺弱。

前方，去地骨皮、金毛狗脊，倍加人参，二百余帖，诸症痊愈。

生生堂治验

中神琴溪

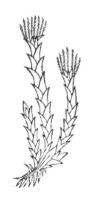

提　要

　　本书共分上、下两卷，为日本汉医学家中神琴溪先生之验案，由门人小野匡辅整理而成。

　　本书所录验案，涉及 150 多个病症，详细介绍了中神琴溪先生的诊治过程，从中可以看到中神琴溪先生辨证思虑之精，用药施术之巧。

吾师琴溪先生，天禀之异，胆略过人。其挥擢刀圭，驱使药石也，如良将使兵，龙韬豹略，奇正百出，机捷纵横，所向无前。以小子所闻见其起痼救危，温补攻击，各适其宜，百不失一。盖思虑之精，施术之工，可谓医之神者。古云："英俊隐医卜。"信矣！是以乞治者，日盛月炽，莫不感其恩而服其妙矣。小子往者在于左右，私录其治验响应者，藏诸筐中，积得数纸。因缮次条记，谋诸同门之士，以上木公于世云。唯小子之拙，文字陈言，烂说不足尽其妙，愧惧良多，观者莫以此而轻视先生幸甚。

卷上

发斑紫黑

京师油小路五条，北近江屋甚助之妻。总身发斑，大者如钱，小者如豆，色皆紫黑，日晡所必发痛痒，又牙龈常出血。先生诊之，脐下拘痛彻腰，与桃核承气汤兼坐药。前阴出浓血，数日乃痊。

两目生翳

岩神街木屋某。双眼生翳日久。先生诊之曰："痧也。"刺委中放血，日一次，三日乃痊。

妊娠水肿

车屋街夷川北万屋喜兵卫之妻。妊娠至五个月，患水肿，及分娩尚甚。一医人治之，用许多利水之方剂无效，既而①胸满短气，烦躁几死，一坐仓皇不知所

---

① 既而：不久。

为焉。时向半夜，病者云："腹上津津似有水流状。"皆异之，即披衾视之，脐旁腠理自开，肿水流漓，自是肿减者过半。然尚大便溏泄，形状殊危。医以为表虚里夺，荣阳益气亦不可及，勇退而去。因迓先生。先生诊之，脉微而促，指甲暗黑，面色鲜白，四肢肿存半。按其腹无痛，唯脐下鼓然，如未制皮，中包絮者。问家人曰："小便利否？"答曰："就蓐以来，未曾见其快通。"即作麦门冬木通汤与之。小便快利，大便时通。仍与前方数十帖，腹皮竟软。尔后发痫狂，呼妄詈，昼夜无常。先生往，将脉之，则张目举拳，势不可近，因换以甘麦大枣汤，服百数帖，而渐渐得复故。

麦门冬木通汤方：麦门冬三钱，木通四钱。

上二味，以水三合，煮取一合，温服。

梅　毒

一男子，年六十余。患梅疮，来请治于先生。先生诊之曰："毒甚深矣。今不以轻粉、朱砂辈治之，则后必悔。"其人惮而辞。后半年余，又来请，即诊之。其毒殆结瘤。先生为言曰："毒非发于耳目，则必发于口鼻、四肢，不急除之，恐为废人。"又不肯。比及三年，总身麻痹烦疼，不能转侧，目盲耳聋。其族来谢罪，且谓："渠前不用先生教，故今果如此，死无日矣。不忍坐视其死，渠纵令不治，一蒙辱先生之治，死且无恨，万一得开生路，何惠如之。恳请不已。"先生谓之曰："今百倍于初所见，非一旦以其最峻者攻之，则病势不可挠屈。"乃与七宝丸八钱四分，朝六分，暮六分，服之七日，咽喉大肿，齿龈断切，吐出紫黑血及涎沫约二斗许，凡二十有七日，始得起。由是诸症稍退，但目未明，更与风流汤，期年复常。

臀腿生痛

寺街绫小路南象牙屋八兵卫之女，年甫十余。自膝至臀腿，其大几类于中人，而无痛，色亦不变，身唯仰卧而不得反侧。岁余众医金以为"痼癖不可疗也"而辞。竟乞拯于先生。先生脉之，细数而有力，按抚其腿膝间良久，顾谓门弟子曰："其状殆难言，尔等按之，以能谙识诸掌。是此中大酿脓，不急除之，后必有大害。"乃使召外科某具告由，某危疑有惮色，先生谕之曰："余有所见也，子解疑效验乎？"即使某以药汤熨腿膝间，而与浮萍加广东人参汤五六日，浮郄穴上果大泡起。又使某帖腐药，遂溃脓水流出。二旬余，得为常人。

产后块痛

鸟丸二条北丹后屋某妻，年四十。产后其左胁下，有一块，闲卧则无所患，动展辄疼痛不禁，四肢亦然。如此者二年，然身体常肥大。先生诊之，心下满，即与桃花汤取泻，日三行或五行。月余乃愈，块亦自消。

腹　胀

四条界街西近江屋总七之妻，患腹胀者一年余。先生与之桃花汤下利，则其腹从软，利止复胀满如初。因作鸡屎白散服之，小便快利，百余日遂愈。

鸡屎白散方：鸡屎白二合，曲一升。

上二味，细末。以白汤下之，日二钱。

妊娠头痛目翳

河东小野田屋重兵卫之妻，妊娠五月，患头痛。六月左眼生浮翳，遂失明，右眼寻亦发赤色，医治多方不效。先生与凉膈散，作吹鼻散兼用之，使以出鼻涕，眼翳随去，数日全瘥。

又，一妇人年二十余。妊娠七月，头痛如割，而双眼赤色如涌血，左遂不得视。复以前方愈之。

吹鼻散方：瓜蒂、皂荚各等分。

上末搐之鼻内。

梅　疮

一娼妇，二十岁，患梅。先生诊之，脉沉涩，而非全尽力。颜色青黄，肌肉消瘦，咳唾白沫。额有一疮，其口流脓，滴滴然。阴门亦腐烂崩塌，臭气掩鼻。自谓曰："贱妾始所请医药，皆如应而不应，羁迟数年，荏苒至此。病最奇，胸中郁闷，饮食减少。今愿委治于公，生死唯命。"先生即与凉膈散，并以七宝丸三分服之。居二三日，口为之将腐烂，因以龙门丸三十许丸下之，如此者，十数次，口遂不烂，疾亦渐渐而愈。

梅毒作痛

锦小路近江屋治兵卫妻。四体疼痛，痛处无定，或手，或足，或在其左，或在其右。医认为风毒，治之无验。脉沉结，舌上白苔。其脐旁有一块，先生曰："梅毒也。"与龙门丸一钱，酒服之，即大泻，几昏倒矣，稍觉其痛减。更饮浮萍加大黄汤，十许日，复与前丸，如法服之，月余痓已。

癫　狂

　　夷川间街北井筒屋喜兵卫妻，发狂痫。发则欲把刀自杀，或欲投于井，终夜狂躁不寝；闲则脱然，谨厚女功无一怠。先生以瓜蒂散一钱五分，上涌三二升。服白虎加人参黄连汤，不再发。

头　疮

　　佛光寺街山形屋久右卫门之妻，患头疮。其疮蔓衍，状如覆釜，岁余不愈。先生与浮萍加大黄汤，时时以龙门丸一钱取泻，不出十日复故。

双眼涩痛

　　佛光寺火宅僧妻，双眼涩痛不开。先生诊之，小腹拘急，与桃核承气汤兼用吹鼻散。一日，大衄，眼疾痓愈。

麻　木

柳马场四条南丹波屋九兵卫，年三十。总身麻木，目不能视，口不能言。其人肥大，性好酒。先生诊之，脉涩而不结，心下急，喜呕。即饮三圣散六分，不吐而暴泻五六次。越三日又服，分量同前。涌出可三升。由是目得见，口得言，两手亦渐渐得动，后与桃花汤百余帖痊已。

脏　结

高仓锦小路北桔梗屋某仆，二十岁。晡饭后可半时，率然腹痛入阴囊，阴囊挺胀，其疼如剜，身为之屈不能复伸，镇镇闷乱，叫喊振伏。遽迎先生诊之。其脉弦，而三动一止，或五动一止，四肢微冷，而腹热如燔，囊大如瓜，按之石硬。先生曰："此不可治，即张机所谓'脏结入阴筋者死'是也。如此疾余尝见二三人，辄大黄、芒硝、乌头、天雄，或铍针以挫其急暴，然皆自如不起矣。"为悯然，拱手苦思者良久焉。病者昏聩之中，愀然告曰："心下有物，如欲上冲咽者状。"先生闻之，乃释然抚掌，谓曰："汝可拯矣。"以瓜蒂散一钱，涌寒痰一升余；次与紫丸三分，泻五六行。及其夜半，熟睡达明，前日之病顿如忘，居三日自来谢。噫呼！师遇若病作若奇术，实神之所通，人有不可知者！

痧　毒

一男子，年二十。胸膈郁塞，似痛不痛，时时呕吐，每吐鲜血线线。从之先生诊之，脉结而口吻黧黑，舌生白苔，曰："此痧病也。"便刺口吻、手大指头及尺泽取紫黑血，病乃愈。

浮　肿

六角新街东柊屋重兵卫。通面浮肿，口为之被封，才得歠粥数日，然犹无有他患。先生切之，脉浮数，背强，恶风，无汗，头痛如锥，与葛根汤十数帖不应，因以瓜蒂散五分，呕其黏黄水六七合，明日，复以葛根汤发汗如流，诸症霍然愈，唯肿气十余二三，转葛根加乌头汤。

癫　痫

一妇人。幼而患癫痫，长益剧。立辄晕厥，有少时而苏者，日一二。如此三十有余年，而众医杂疗无效。其主人偶闻先生异术，乃来请治。往诊之，脉紧数，心下硬满，乳下悸动。乃谓先生曰："心神惘惘，不须臾安寝食，数十年一日也。"视其颜色，愁容可怜。先生慰之曰："可治矣。"病妇实信之，乃服柴胡加龙骨牡蛎汤，精神颇旺。调瓜蒂散五分，使吐黏痰升余，臭气冲鼻，减毒过半，或五日、或六日一发，凡期年痊愈。其间行吐剂约之十六度。渠性忌雷，每闻雷声隆隆，辄发前病，自用瓜蒂散以往，迅雷震动，举家畏伏蔽耳，渠独自若不畏，于是乎益怀先生恩，终身不忘云。

瘀热发黄

富小路五条北伏见屋重兵卫，年三十。心中懊恼，水药入口辄吐，经日益剧。先生视之，眼中成黄，心下满，按之痛，乳下扇动紊乱不定。先生为言曰："此瘀热在里也，盖不日身当发黄色。"乃食盐三五匕，以白汤仰吞之，大吐冷水，更与茵陈蒿汤，身果发黄色，圊黑粪，仍服前方十有五日复常。

瘀血发疮

一妇人，年三十。久患头疮，臭脓滴滴，流而不止，或发黏结不可梳。医因以为梅毒，攻之不愈，痛痒无止。请之先生，其脉弦细小，腹急，痛引腰腿。曰："瘀血也。"投桂枝茯苓丸加大黄汤，兼以坐药，不出月痊瘥。后一夜腹痛二三阵，大下蓄血云。

翳膜遮晴

一妇人，年四十。头痛项背强，两眼翳膜遮障积年。以茶调散六分，乃快吐，后桃花汤取泻，不日愈。

便　　血

一男子。腰痛，每大便下血者合余。面色鲜明，立则昏眩。先生处桂枝、茯苓、白术、甘草加五灵脂汤顿愈。

咳嗽遗溺

一妇人，行年三十余。每咳嗽，辄小便涓滴污下裳者。数回医，或为下部虚，或为蓄血，万般换术，百数日。先生切按之，其腹微满，心下急，按之则痛，牵两乳及咽，而至咳不禁。与之十枣汤，每夜五分，五六日瘥。

痧毒发疮

柳马场绫小路南近江屋三郎兵卫父，年七旬余。人中发疔，疔头紫黑，四边泡兴，唯觉痒而已，总身烦热，口苦咽干。其子来请曰："吾闻疔疮之为毒也猛剧，少壮之人，尚且可惧，况家翁春秋高，气力甚衰，唯恐其不堪。"先生乃诊之，脉迟。曰："郭志邃所谓'脉证相反者痧也'。翁之所患，亦痧而非疔也。今毒所酿，虽才在于寸步间，不速治之以砭石，则毒必陷攻其内，竟至以蔓延。即殪不旋踵，窘迫如此，老少强弱何别焉？然则安危之机，在今日所任，唯砭石而已矣。他奇方毒药，非所能及。譬之犹蛄蛴①之生于园也，其始生才在一枝一叶，速折其枝，剪其叶，则其灾一朝可除。不然则诜诜②蕃息至举园死之。"三郎兵卫大悦，托治先生。乃以铍针十字截之，入二步而深血迸食，顷气宇爽然。翌亦刺血滴二合，三四日肿减，诸症尽退。

又，建仁寺街四条南道具屋仁兵卫，行年四十有二。两眉间生一疮，有奇痒，往来寒热，其他食饮无

---

① 蛄蛴：一种毛虫。
② 诜诜：形容众多。

所异。众医皆以为疔，先生脉之短涩，而参伍乱列。曰："是瘊也，可速割去毒血矣。"因引前老人之病以证之，其人不可。明日复往喻之，犹有惮色，为言曰："然则先试延他医诊视之。"一医视之曰："形色不变，声音如常，非危证也。"乃贴膏药于疮上，于是愈不信先生。而其夜遽走人来叩门而请，曰："果如先生之言，今病者通面浑然焮肿，呼吸塞迫，呻吟之声达四邻，众医皆辞去。唯仰先生辱临耳。"辞曰："毒既炽矣，余往亦莫奈之何！"使人复至，不得已，往见之。脉绝四肢厥，鼻内腐烂脓血如涌，呼吸之气甚臭，曰："不可济。"竟不投药而归。讣寻至。

梅毒喉痛

一男子，咽喉肿痛。一医刮之出血而疾顿已，日后寻复发，其肿痛倍于前。饮食不下，死在旦夕。先生乃窥其咽中赤如燃，而舌白苔。曰："向阴茎发一疮，不待药自愈。"先生曰："梅也。"与章门丸一钱服之。经二日，其人自来谢曰："服已毕，而腹痛暴至，泻下数十行以达晓，而腹中缺然，腰脚罢弱，力不能出厕，匍匐就寝，便食饼子数枚，咽喉不痛，始知其疾之愈矣。"后与再造散以酒服之，数月不再发。

梅毒发痈

釜坐椹木街北石野长右卫门之家保，年三十余。患梅毒日久矣。自肛门至阴囊其间，溃作巨孔，腐脓淋漓，食饮颇禁，形体悴羸，而烦热、盗汗等诸症日笃，治理百端，功皆不就。偶闻先生一代名医也，急延视之。其脉数而暗带力，曰："可治矣。"与风流汤兼龙门丸，每日服三十丸。百余日，毒尽除，唯以胸中膨满，饮食犹未进。先生谓病夫曰："今疾既已矣，而独所以食之不进者，无他，佳味珍馐常不撤枕边，而饱厌其气之所致也。请屏之绝食三日，以开胞内。"病者慎守教，一日半饥不自堪，乃就食则觉菜羹当肉味云。

梅　　毒

一男子，年二十有七。患梅毒，来视之。总身黧黑而处处坟起，皮肤之间，隐然含疹，耳蝉鸣不能听，眼中赤而隐涩不开，咳嗽吭吭，声为之哑，其脉虚细。即与大剂浮萍加川芎汤。门人问曰："此汤是发越表毒之剂耳，而斯人耳目既失用，按其腹有沉结，岂非里毒倍于表者耶？而今先生攻毒于表之轻者，而遗其里者何也?"曰:"何其嚣嚣,我有所见,当解疑于效验。"居一二日,果来报曰:"服药后,才觉恶心呕血块之大如鸡子者,后又泄泻紫黑血,目始清凉,脉亦甚和,更用熏药,月余全痊。"

扼死治法

一人走来叩门,谓先生曰:"事急矣,请速来。"仓皇不告其故而去。先生至,则堂上堂下,男女狂躁,一妇人毙而在旁。先生怪问之,曰:"今有一忘八少年屡来求货财,不知餍,我今詈之,忘八狂怒奋起,将打我,拙荆惊遮之。当其前,渠扼其喉直毙,而忘八骇走。事甚急矣,先生速来,幸甚。"先生即命旁人汲冷水盈盘,扶妇人枕之,灌水颈项。半时而后刺之,即苏,更令安卧。而又以巾浸水敷其颈,觉温乃换,使瘀血不凝结也。与桃核承气加五灵脂汤而去。明日复往视之,妇人大喜,且谢曰:"妾幸蒙神救得不死,今咽喉尚无恙,唯胸肋,体弯微觉疼耳,饮食如常。"师复令灌巾冷水,匝胁肋如初,经三日愈。夫先生之于术也,对奇疾应变,故影响无穷,可谓不世出之才。余亲炙之日,所见不为少矣,不遑悉笔,唯举其二三而已。

四肢疼痛

寺街透玄寺僧某。四肢疼痛紧急，不能屈伸。逾年，益甚。其脉涩滞，腹拘挛，尺泽、委中边有紫筋，刺之出血，服防风散痧汤乃已。

顽　癣

一男子，年五十。腰间发二三顽癣，尝药之者数次，瘥而复发，毒遂蔓延，周总身暖，辄发痒抓爬不止，来请治先生。乃诊之，曰："外药以拔之，内药以发之，则已。"夫二三顽癣，其毒犹不可除，徒以托诸外药，恐陷攻骨髓，况今患至此乎？即浮萍加大黄汤，兼漆漆丸。每服五分，日一服。寻作敷药用之，顽癣为之怒发，其密不容发，所爪脓血如泥。十余日，尽结痂，因浸巾热汤，以拭之，于是痂落。至翌年，腰间复发余毒，刺取黑血，数日竟愈。又，双目赤痛，不能开，即使病者袒视其背风府穴上，有瘿如桃核大，色紫黑。病者曰："自五六日前发起，如此。"曰："此郁也。"即刳之出脓血，双眼痛遂止。

敷药方：巴豆去皮，十钱，蓖麻子去皮，五钱，干姜二钱，大风子①三钱。

上四味末之，和轻粉一钱，渍酒作泥。

腹　痛

河东古门前松叶屋利助母。腹卒然攻痛，迷闷无极，叫号几死，众医技既穷，而及于先生。其脉闭塞，按其腹硬，顾旁人谓曰："此必平生月事不顺者邪？"曰："不，其行倍他人。"曰："然则无子邪？"曰："否，已生三子。"于是先生怃然有阻色。时弟子在侧，以为此众医所去，既不可治，然先生断之血证，而不中，遂自疑惑，此宜速辞矣。有少焉，曰："可治矣，求生泥鳅数头来。"主人乃走人得之于肆而还，即以冷水生吞之，自觉其圉圉②焉，下至腹而痛顿已。座中大惊，后不再发。

浮　肿

一男子，年五十余。身体洪肿，短气，小便不通，脉沉而有力。与桃花加芒硝汤，泻下如倾，其肿减过

---

① 大风子：大枫子的别称。
② 圉圉：困而未舒貌。

半，服之三十又余帖复故。

手指痿弱

一男子。右手痿弱，而拇指最甚，为之不能从事者三年矣。医者或以为风痰，若湿毒治之无验。先生刺尺泽及拇指头以取血数次，动作适意，唯拇指竟未复故。

梅疮轻粉发毒

一男子。患梅疮，初多服轻粉，而无效，尔后唯气上焰，头大重，时时昏冒，而不能步，耳蝉鸣，舌强不能言，精神为之散乱，大便或秘或自利。先生脉之，紧数，其腹拘急，曰："此轻粉之所祟乎。夫轻粉之于梅可谓神药。虽然，由是误生命者亦不可胜数。此无他，在其剂之过不及耳。"即服黄连解毒汤兼江秋散，以去粉毒。

肿胀咳嗽

小沙弥，年可十五。腹肿胀大，如瓮。饮食辄格于胃脘而不消，咳嗽唾白沫，得之一周。手足消瘦，

自造门，谢曰："噫吁！患以至如此，君若不以前日罪，幸宠临，何惠加之？"复与前药，适不吐而大泻。翌，复服一钱，大吐。其夜察吐定，以紫丸二钱，取泻数十行，大有功。后再发而尚惧，竟不请。

膝肿不伸

乌丸押小路北冈田屋文作之母，六十余。两膝㽷肿，不能屈伸，其状类鹤膝，肿上青筋纵横。因刺之，每三日一次。与浮萍汤兼玄玄散，半岁渐复恒。

遗毒发疮

西洞院五条南近江屋某儿，三岁。腿股间，发疮五六头皆溃，而脓水流出，及暑其臭气最不可闻，杂治无效，愈益腐烂。至五岁，而患殊甚，形体已惫，颜色青黄，腰脚痿弱，不能步动。取物触其患处，则啼叫不已，声音大嘎。师诊之，脉微细，谓主人曰："此遗毒也。"即与浮萍加大黄汤兼赫赫丸。时主人尝闻之一书生，赫赫丸则以生生乳为君药，于是惧然有难色，曰："今体虚已如此，若遽用之，药毒甚于病。"先生曰："否。阿郎之有病，犹子之家食奸奴。今子豪贾也，夫贾者，以能得其利者为才，有才奴于此货财所殖，必克走买贱卖贵，屡建奇功，此子之所爱也。然闻其有博弈、好饮酒，杀越人于货，则犹用之乎？抑逐之乎？"曰："不用也，即逐之。虽其才可爱哉，知其恶发，则累及我身也，未如之何已？"曰："才奴为奸，犹且畏而谋之。矧儿之所养毒即奸也。奸岂可不逐，至其奸极，虽悔何及焉？耆婆、扁、仓，亦无所试方矣。古曰：'痛疮属热。'世医徒眩二三外证，妄投乌鸡、人参之类，姑息之。汝不省以热当热，噫！"主人曰："诺。"慎受命。因与前方，而每日服芥子大者三十丸，数日脓不出，明年而渐得健步。

咳嗽白沫

一妇人，年十八。形色瘦悴，咳嗽唾白沫，气郁郁食不进，所遇多忤其意，医皆治之以劳瘵。先生诊之，脉沉微而如闭，曰："尝有他患乎？"答曰："自幼鼻涕长流无歇。其歇后，久觉鼻内之燥，遂发病。"因与之吹鼻散，清涕脓血交出，不日诸症尽退。

脱 肛

智音院一沙弥，患脱肛。起居太苦，有事于伏见某寺充其役也，欲速收之，诸治无验，乃来告其状。

且曰："期逼，来日不速收之，竟不能从事此役。子幸有奇术乎？"先生曰："盖有之。尝闻某家有婴儿，患脱肛不堪步行。欲收之，百法无验。冬日使家童负之出游，童无慧也，涉水转蹶，堕儿于水中，己憷然出水振衣拭面，而不顾儿。儿则泣于水中，路人见乃救之，叱童令背之归。家人大骇，且骂童，省儿所患脱肛既收后不复发云。由是观之，冷水岂脱肛之良药乎？上人其试之？"沙弥曰："诺。"乃盛水盘中，灌之者数四，果有效。来谢曰："幸奉教，而宿疴顿愈，伏见役得卒事云。"

奇 疾

一老婆有奇疾，每见人面，皆有疣赘。更医治之也，不可胜数，然无寸效。先生诊之，脉弦急心下满。服之三圣散八分，令吐后，与柴胡加龙骨牡蛎汤，自是不复发，时年七十许。

喘 急

棋山先生之室，喘家也。一夜发甚急，遽招先生往诊之，脉促，心下石硬，喘急塞迫，咽中作引锯声，唯坐不能卧。他医二三辈，先在坐焉，治方已穷，待先生。先生至，曰："予有一奇方，往往用之颇奏奇功，请尝试之。"即作生萝卜汁注之咽中，未尽一盂，喘顿止，太息曰："精神始爽。"

蹶仆损伤

宽政戊午秋，大佛寺灾，其材钜丽嵌诡，一朝忽为灰烬。于是都下观者接踵。醒井街丹马屋喜兵卫者，年已七十余，亦往睹之。路有一大树，蜂房系焉，儿辈戏以竿挑之，翁不知之，暂息其下，怒蜂群聚，欲争螫，嚣嚣乎耳边。翁骇欲走，伛偻盘旋转蹶遂仆，腰腿扑，膝髌伤，足不能立，怳然唯吊天，路人扶之，徐得归家。其夜浑身烦疼，腰痛殊剧烈，喊声闻四邻，遽请先生诊之。脉迟，身热如烧，痰喘哮哮，舌黄苔，谷食不下，唯欲冷水。即与大承气汤，欲兼饮麻甘汤，预谕其瞑眩，皆恐不敢。先生曰："然则此疾不可极，辞去。"居三日，病势弥笃，复来谢前过，乞再诊，先生辞。于是亲戚交恳请不止，因与前方，兼麻甘汤一帖。重三钱。不省人事者，亥至辰。翌日，往诊之，脉徐和，痛楚减半，其夜亦与前方瞑眩如初。凡与大承气汤者，三十帖，矍铄不异旧。

梅毒发疮

一男子，年三十余。梅毒骨节烦疼，尾闾旁生疮，脓汁滴滴然。与龙门丸，每服三十丸，每日一度，临卧温酒下之。数月痊。

交感小腹急痛

一妇人，年三十余。每交感，小腹急痛，甚则阴门出血，而月事常无违，其余腹脉亦无异常，医药万方一莫效。先生曰："所谓下有病，上吐之。"乃与瓜蒂散六分以吐黏痰升许讫，与大柴胡汤缓缓下之，后痊瘥。

失　喑

一男子，年三旬。不语岁余，凡百医疗及秘咒祷祀无不尽。先生诊之，心下急，腹内如盘，试开口令发声，辄其舌随挛缩。与大陷胸加乌头汤，兼以漆漆丸五六日，通身发紫斑，灼然如虾鱼之新发于鼎闷，痒不可耐，使人搔爬无衅隙焉。病者弥愤如突，然喝曰："伽由目和言，痒谓"伽由目"。与沉吟之声交发。"

一坐大骇，令复言，辄如欲挨口出者状。及至翌日，喉舌殊旋转，言足达意，斑亦经日愈。服前方百余帖，为他医所拒，竟辞药。

梅毒阴疮

一娼妇。患梅毒解后，独阴门腐烂，入其内者深二寸许，诸贴膏、插药辄溺洗濯之，遂不能就其效。先生之治巴豆、轻粉，亦延月无寸效。因作坐药，兼用之复故。

坐药方：轻粉。

上一味，作红假囊如食指大，长可二寸者，充药其内寸余，而以线扎住之，深蓄之阴内，三日处以汤熨小腹及腰以下而后换。

恚怒猝倒

一妇，年五十余。恚怒即少腹有物上冲心绝倒，牙关紧闭，半许时自省，月一发或二发。先生诊之，胸腹动悸，与柴胡加龙骨牡蛎汤数旬愈。

伤　寒

一男子。太阳与阳明合病，下利，强汗之流漓不禁。七八日，而四肢微冷，目中反如注朱。或有知识者，来访之，则必琐琐口演己之谴状，忽焉言天言神恍惚如不从其臆出者。医以为心虚，与真武汤。其夜耳聋舌强，病势弥逼矣。先生诊之，脉沉迟，舌苔黑，腹燥屎，与之大承气汤。帖重六钱。未毕一帖，利反止，撮空妄言，烦热如烧，复与前方三帖，重同前。从亥至卯，不知因作生藕、自然汁兼饮之，与前方，凡十余帖，下燥粪及黏黑物，且发汗浸衣被，而前症徐稳就睡。居十余日，诸症大退，唯心下烦满，食不进，更与小柴胡汤，三十又余日复故。

消　渴

　　草庐先生，年七旬。病消渴，引饮无度，小便白浊，周殚百治，而瘁疲日加焉。举家以为不愈，先生亦弟嘱后事。会先生诊之，脉浮滑，舌燥裂，心下硬。曰："可治矣。"乃与白虎加人参汤，百余帖痊愈。历岁而前病复发，家人强荐先生之治，曰："予死期当在昔年汝辈之所识也，以琴溪子之灵，幸得至乎今，岂不赐之大者？今也疣积数竭不可救斯天也。非药石之所知，何辱琴溪之为？"居无几，竟即世①，时年七十有八。

---

　　①　即世：去世。

痧证厥逆

四条寺街东泽屋某妻，年二十又八。卒然大吐泻，脉绝手足厥冷。主人遽邀先生即往，先是一医人即与四逆加人参汤，不应。见先生谓曰："予已投参、附矣，然其厥不反，脉不出，危在瞬息，子尚有术乎？"先生诊之，胸腹烦热，口吻紫黑，曰："痧毒也，可治矣。"即刺口吻及期门，徐徐厥反，脉出，投五苓散数帖，复旧。

惊风吐乳

某氏儿二岁。患惊风。其瘥后，犹吐乳，连绵不止。众医为之技穷，而及于先生诊之，无热而腹亦和，即作连翘汤服之，一服有奇效。

连翘汤方：连翘三钱。

上一味，以水一合，煮取半合，温服。

梅毒脚挛

一男子。自小腹引两脚挛缩，不能屈伸。医以为肾虚，若脚气治之。先生目之，曰："汝梅毒也。"病者大惊曰："然尝有发便毒，其发也，未五日，而自治。"先生曰："盖其毒在腰脚之间也。"诊之果然，即刺委中取血，每日一回，时时以龙门丸下之乃已。

痧 毒

八幡人键屋喜兵卫者，以他事来见先生。先生望见其色，谓之曰："汝有痧毒，不日必发。暴疾发则可刀割膏肓边以出血，不然必危矣。"喜兵卫大骇，且抵掌谓曰："三年前，卒然气上冲咽喉，项背攒痛，四肢微冷，舌上不下，冷汗濡身。时医皆束手，及病势殆急。窃以为阳火腾而壅郁项背者，欲使人截肩际以医之，有禁不敢为幸。睹一削子，在枕前引之，自刺见黑血滴而其疾乃愈。先生今一望而知之，何其神哉！可谓能视垣一方人矣，请谨奉教。"厥明年有人自八幡来时，先生问喜兵卫，则曰："以去冬十二月死。盖夜半疾发，乃将自截其肩际，为医及家人所拒而卒瞑焉。"

酒 毒

某氏每逢烈风，其通面顿紫赤，冬日最甚，皆以为癞风。先生视之，其体丰腴，而黑色。其人曰："余尝嗜酒过度。"先生曰："此酒毒也。"栀子散，酒服数日痊。

膈 噎

伏见农人利兵卫，年五十。患膈噎，诸治无寸效。先生诊之，脉涩，按之有力，其心下至脐上，坚如石，身惫颜色黧黑。先生叮咛之，曰："是非医药之所能济，有一术于此，每旦食前食盐二三匕，以新汲水送下，乃应呕出黏胶者。"其人固信先生，故守其法，如教累月不懈，数月而来谢曰："自初奉教，不数日食既得下，其身体壮实。"

癞 病

醍醐上稙野人某，舆病来视之，即癞也。口吻紫黑，肌肤甲错，手足皲裂。其状如鹅掌，两足心有孔，广半寸，深一寸，痛甚不能步，与大剂浮萍加大黄汤，且刺尺泽、委中诸穴出血。后扶杖而来，肌肤泽然，有润色。期年自谓力作于南亩。

狐 惑

近江大津人某，来见先生。屏人窃言曰："小人有一女，年甫十六，既许嫁，然而有奇疾，其症非所尝闻者也。盖每夜及已首伺家人熟睡，窃起舞跃。其舞清妙闲雅，宛然似才妓最秀者，至寅尾而罢，遂寝以为常。余间窥之，夜夜辄异，其曲曲从变奇不可名状，明朝动止食饮无以异常，亦不自知其故，为告之则愕然而怪，竟不信也。不知是鬼所凭乎，若狐狸所惑邪？他若闻之，恐害其婚。是以为之阴祝咒祷祀无不为也，然犹不效。闻先生之门多奇疾，幸来视。"先生应曰："此证盖有之，即所谓狐惑病者。"行诊之果然，与之甘草泻心汤。不数日，而夜舞自止，遂嫁某氏，而有子。又，闻大津一妇人有奇疾，初其妇人，不知猫在柜中，误盖封之，二三日开之，猫饥甚瞋目，吓且走。妇人大震，遂以作疾，号呼卧起，其状一如猫。清水某者，师之友也，乃效先生方与甘草泻心汤，以治之。又，御幸街三条南俵屋治兵卫之妻，患下利数年，食不进，形体羸尪，肌肤甲错，非人扶持之，莫能起卧。众医更治之，以参、附、诃、罂类，先生诊之曰："《百合篇》所谓'见于阴者，以阳法拯之'者也。"乃与大剂桂枝汤，覆以取汗，下利止，更与百合知母汤，以谷肉调理，渐渐复故。

卷下

热入血室

京师间街五条北近江屋利兵卫妻。伤寒，经水适来，谵语，若见鬼状，且渴欲水，禁不与，病势益甚。邀先生诊之，脉浮滑。是热入血室而兼白虎汤证者也，即与水不禁，而投小柴胡汤。曰："张氏所谓'其人如狂，血自下，下者愈'。虽病势如此，犹自从经水而解。"果五六日痊愈。

交　肠

一妇人，年可三十，有奇疾。后窍闭塞不通，大便却从前阴泄，如是旬许。而腰腹阵痛，大烦闷，燥屎始通，前阴所出亦自止。嗣后周而又发，盖患之十余年，医药百端，无不为矣，容貌日羸，神气甚乏。师诊之，其脉数而无力，始按其脐下，有黏屎即从前阴出，再按有一块应手。师问曰："月事不行者几年？"曰："十有余年矣。"先与大黄牡丹汤，缓缓下之，佐以龙门丸泻之者，月一次。自是前后阴口得其所居，数旬自谓曰："妾有牡痔，方临厕也，疾痛不可忍。"师视之，肛旁有如指头者，以药线截而治之，仍服前方一周年许，块亦自消。

头　痛

御影堂侧娼家某。妻患头痛有年，素爱猫，一日怀之倚门，有逸狗咆哮，斗于门外，猫震悚将脱去，仍牵掣不遣，益骇躁，遂拨破妇人头而逃。黑血淋漓，遽招先生。先生视之曰："积年头痛当愈。汝素爱猫，施恩弘多，而猫报其德乎。"果如其言。

背痛肢挛

河原街平野屋清右卫门之妻，年六十余。一朝无故，觉项背强痛，延及全身，四肢挛倦，不能转侧，及昏逆师。师诊之，脉紧急，即举其手指头，皆扎住之，刺取黑血，即有效。又，视一条青筋，结在喉旁，即刺之，血大迸，自是四肢得屈伸，因与葛根加大黄汤，二三日复故。

痫　狂

建仁寺街近江屋某女，年甫八岁。患狂痫，休作有时，发则心气恍惚，妄言不已，诸治不验。延及十四岁春，愈益猛剧，每夜发者三四，医皆束手。其父母甚忧之，谒师请治。师捉其女于浴室，灌之冷水者食顷，既而与麻黄汤覆取汗者二三次，遂不复发。

胸　痛

衣棚椹木街北美野屋太兵卫之妻，年五十。胸痛引小腹，仅能蜷卧而支之，而犹苦其叵支也。初一医与药，则呕逆，遂至药食不下。医又以为脾虚，与益气健脾汤①及参、附类，疾愈笃。师即与瓜蒂散五分涌之。翌日，与栀子豉加茯苓汤，数旬痊。

麻　木

五条高仓东松屋甚兵卫，年知命。猝倒，不省人事，半身麻木。先生刺口吻及期门即苏，而后与大柴

---

① 益气健脾汤：原书为"气脾汤"。

胡汤有心下急、腹满等症。兼敷遂散。三年,复发竟死。逊按:痊后,尚以瓜蒂散取吐,且灸火不怠,则必免再发乎噫!

头　疮

东洞院五条南某氏儿,八岁。久病头疮,其毒内攻,身浮肿,呼吸短促。师与龙门丸,取泻三四行,后与浮萍汤兼前丸,每服十丸,数日乃已。

肿　满

九条堀川西浅田某,子年弱冠,身体满肿,延及阴囊,其大如球,而茎几没其中。师诊之曰:"汝之腹内肿色似尝有疥癣、隐疹之患?"曰:"然。昔者请一医敷药顿愈矣。"曰:"此其内攻耳。"乃与越婢加术汤兼龙门丸,每服三十丸,三日一次,数旬痊愈。

蛔　虫

乌丸近江屋某女,十有五岁。四肢挛痛,不能步蹰。已而颈项间累累核起者数处,医以为寒湿,若梅而治之,不验。先生诊之,曰:"蛔虫也。"即与鹧鸪菜汤三帖，果下蛔虫十三头，其长尺余，或三四寸。挛痛减半，复与五帖，又下八头，而后其累累者，亦经日消去。

产后齿腭肿痛

绫小路若挟屋总兵卫妻。产后神气郁居旬余，齿腭肿痛，立则眩冒、身振振，舌本强。师即以郁金散，吐青黄水半升，乃与桂枝茯苓丸痊愈。

脚　气

大宫通大工新藏之男，年十四。两足微肿，颇懈惰。师诊之，曰："脚气也。法当下缓剂，姑息恐有后患。"即作大剂桃花汤与之。后三日来报，曰："大泻矣，肿气虽由是消也，身体从惫甚。唯峻补治之何如？至蔓延否？""其毒未减三分之一，非拔其根柢，必复蔓延至，不可以救矣。"新藏性怯弱不肯用，师言时唯复比至流火。果复肿，又请师，师诊之，脉急促，乳下扇动，曰："毒漫弥①矣，不可救。"辞然犹不为意，不逾十日，水气冲心而杀之。

---

① 漫弥：犹弥漫，满。

反　胃

间街五条比大阪屋德兵卫之妻，年二十有六。月事不常，朝食辄吐之暮，暮食辄吐之朝。每吐上气烦热，头痛，眩晕，时医或以为反胃治之，曾无寸效。其面色焰焰，而脉沉实，心下至小腹拘挛，而所按尽痛。先生曰："有一方可以治矣。"乃与黄连解毒汤三帖，前症颇瘥。后数日，卒然腹痛，泻下如决，月事寻顺也。三旬复旧。

下　利

一僧来请曰："贫道有奇疾，每岁三月五日，必患大泻者昼夜不知数，经三日而止。是以身体消削，天机尽绝，数日复故。今兹亦逼其期也，闻先生名手，故先期乞治。"先生诊之，六脉滑而数，按其心下悸。师顾门弟子谓曰："所谓时发热，自汗出，而不已者，先其时发汗则愈。"又云："下利已瘥，至其年、月、日、时复发者，以病不尽故也，当下之。斯人即是。"与大剂桃花加芒硝汤四帖，曰："先期五日当服之。"僧曰："诺。"后数月来谢曰："果有验。"

婴儿口肿

一儿，初生月余。口中肿痛，其色如红，拗啼不能乳也。师以涌泉散贴之足心，且令服牛黄通隔散，二三日已。

痘　疮

一儿，甫三岁。痘疮见点不能光壮。师作反鼻散。服之，即勃然发起。

反鼻散方：反鼻、稻苗连根。

上二味，各等分，末之，白汤送下。

脚　气

一男，年二十。患脚气。一医以越婢汤与之，不日水气冲心，呼吸短促，号叫闷乱。医视其几至死，更与犀角旋覆花、三黄泻心等汤，病势益剧。病家走请治于先生。先生脉之已不应，而心下膨胀，腹肚反软，而结燥屎其内。谓家人曰："误治之所致，今已若此，死在旦夕，非草根、木皮之所能治也。"家人愕然，环泣要师，丐曰："生死，命也。愿赖先生之灵，幸一见起色，死奚悔。"师曰："无已，则有一法于此，请挫其势。"即以铍针割其口吻，血不出；又割尺泽，亦血不出；又刺膏肓，角之血才泄，又角之亦泄，可一二滴。病者大息，曰："胸臆爽哉。"师因制巴导用之，大便犹不通，更与大承气汤，燥屎即及肛门，犹不肯出。乃使人指探去之，未得尽出，而死。

巴导法：巴豆去壳。

上一味，末，丸梧子大。以蜜煎导裹，三四丸。

产后呕吐

一妇人，产后呕吐，久不止，面色黄，大肉日脱，起卧无聊。医或以为骨蒸劳热，治之不验。师诊之，心下悸，按之有水块，如覆杯状者，与小半夏加茯苓汤兼赫赫丸，数旬乃已。

吐 血

界街四条南大文字屋安兵卫者。性素嗜酒，因患吐血，每月二次。师数与三黄泻心汤类不应，刺委中取血乃已。

产后水饮呕吐

一妇人，产后呕吐不止，饮食无味，形貌日削，精神困倦。医者皆以为产劳，师诊之，正在心下，酸痛不可按，曰："水饮也。"与小陷胸汤，佐以赫赫丸乃已。

肿　满

一妇人，满肿。医为脚气，专投利水剂，以虞变于冲心，不中疾益甚。师脉之，沉细。小腹急结，按之其痛彻前阴。与桃核承气汤，其夜半大腹痛，泄泻七八行。明日肿减过半，与前法数日收功。

小儿郁病

一儿，年十余岁。神气郁郁，在阿母之目下，不好从群儿嬉戏。师诊之，脉微数。面色青黄，鸠尾一边膨起如覆掌。与凉膈散兼金玉丸，岁余复故。

胸痛呕吐

五条高仓东药屋某。患胸痛呕吐，七年变为膈噎。师诊之，六脉细小。心下悸，而有水声，沥沥然。与枳实薤白桂枝汤、赫赫丸，每服三十丸。三日所下利，皆黑色如漆，病势颇退。后十数日，心中懊憹，吐出黑痰胶固者，前患方除。后经十余年之久复发死。

泡　疮

下河原平野屋治兵卫，年三十。得泡疮，所点数处漫肿无头，当脓而脓不成，自收而复发，其转移曾莫或所定，而左臂下一疮，最凸肿，生紫色，痛不可堪，且日夜肌热，饮食无味。初，医进葛根加大黄、防风通圣等汤，数日而脓未成。病者曰："疮已如此，而脓未成，愿以刀破之。"医弗听，曰："是疮之所忌也。"曰："然则何不使施快峻毒药，自溃于其内？"医犹固禁之不使行其意，而病势愈奇，沉吟之声不绝。师往诊之，曰："脓已成矣，宜速割之。"病者具告以前医之言，师笑曰："世医卤妄，率皆若斯。悲夫！"即铍针截其疮头入五分，而不见脓，又刺深七分，脓血即溢出，可二合，楚痛顿止。服浮萍加大黄汤兼龙门丸，每服二十丸，日一服。他所肿起，亦辄刺以取黑血，凡月余乃痊。

蓄　血

间街五条北釜屋伊兵卫之妻。半产后，面色鳖黑，上气头晕。先生诊之，脉紧。心下悸，脐下结硬，曰："此有蓄血也。"即与抵当汤。三日，病妇觉腰以下甚懈怠，更与桃核承气汤，果大战寒。有顷发热，汗出谵语，四肢瘛疭，前阴出血块，其形如鸡卵者。六日间，二十余。仍用前方二旬，宿疾如忘。

反　胃

竹屋街釜坐西丹后屋三即兵卫者，来见先生，曰："吾患反胃，已半年，众医药之弗愈。"曰："不可为也，殆不可治乎？今也所赖者，阖都唯先生而已。"先生诊之，脉沉实。按胸下有一块而塞，曰："欲吐时，其块必先大痛难支。"曰："水块也。"即与导水汤，下利日五六行，月余乃愈。

寒　热

新街绫小路南百足屋半兵卫，男，年十二。寒热如疟状，日二三发。先生以桂枝麻黄各半汤治之。疾愈之后，项背强直，两手颤动，无休颜色，隐带悲愀。先生曰："此将发心疾，当速治。"以瓜蒂散三分，快吐一升余乃愈。

遗　毒

师尝诣某氏，见一小儿肥而笑靥辅可爱，问年生甫三岁，熟视之，私谓主人曰："可怜有遗毒，若无祟于五官，必厄于痘疮。"主人乃悯然有忧色，曰："仆固贱愚，未识其恙，徒顾之，复之亦何异乎养尸？先生苟有医方疗之，幸甚。"曰："非大发其毒，则除之不得，弟数日烦矣。"主人素信师，哀恳请治，即与浮萍汤。二三日果大发疹，匝一身，其密无隙，啼号不绝，日夜无就一睡。既历十日，犹未见其结靥之机，脓血交溢，举家涕泣，以为必毙，乃招师请曰："毒发如此，疲亦孔矣，闷呼之声，人不忍闻，愿使其得暂睡眠，精气亦舒调乎？"曰："毒发如此，何足惊恐。"乃以西瓜皮末二三匕，水搅之，涂抹全身，其翌悉干，举家大喜，益神先生。既而夜半急走叩门，师起而问之，则曰："变出意外。"往视之，呼吸短促，喘迫抬肩，脉微促，于是乎始自知其西瓜皮之陷攻。先以瓜蒂汤，令上涌者二三次，诸症顿退，将就睡。众皆奇之，翌日夜半，前症复发，遂殁。

儿斗杵伤

一小儿，游戏于春者侧，误杵其头，忽绝倒而伤处突起不见血。先生刺其上取血，可一合，渐苏，肿减痛止。

跌仆成痫

间街五条南松屋某儿十岁。方浴顿蹶而仆，呼而不答。家人大惊，洒水其面，乃得苏。自是厥后猝倒，每月二三回，色甚脱。先生与浮萍汤兼漆漆丸二分，覆取汗。夕以达旦，其儿大烦热，身发紫斑，复浮萍加大黄汤数十帖痊愈。

胀　满

东洞院高辻西山形屋善四郎之母，年七十有余。患胀满，五年，其硬如石，指弹之，则有声如鼓。师诊之，沉紧。乃与桃花加芒硝汤，下利二十日，满稍减半。会为俗医所间，废药五日，胀满复如故，于是始信师，谨服不已，五六月许，腹皮渐作皱。

笑　病

下鱼棚室街西县屋弥三郎之妻。善笑，其所视听，莫不毕入笑，笑必捧腹绝倒，甚则胁腹吊痛，为之不能息，常自为患。请师治之，即与瓜蒂散一钱，上涌二升余。不再发。

肿　胀

一妇人，产后浮肿腹满，大小便不利，饮食不进。其夫医人也，躬亲疗之不验，可一年而疾愈进，短气微喘，时与桃花加芒硝汤无效，于是请救于师。师往诊之，脉浮滑。按其腹水声漉漉然，谓其主人曰："吾子之术当矣，然病犹不知，则又当更求方。夫当下而不下，即更吐之和之，不当即发之。又可所谓'开南窗而北风自通'；又，张机所谓'与大承气汤不愈者，瓜蒂散主之'类也。"主人曰："善。"因与大青龙温覆之，其夜大发热，汗如流；翌又与如初，三四日小便通利；日数行，五六日间，腹满如忘，与前方凡百余帖复故。

痧证暴发

界街蟑药师南近江屋清兵卫使人请师，曰："有旅客猝然发疾。"师往视之，其人年四十许，呼吸短促，咽中有细声，四肢厥，目睛不转，心精漂漂乎，如悬旌之任风。始发时，奔走室内，妄叱狂喝，有制之者，辄啮之，势不可向迩。及先生至，才能得制之。先生即以刀破其曲池，血不出；又刺膏肓，入可寸，出血一二滴；又刺口吻，黑血涌出，于是大势稍退。因切其脉，散乱不可名状，曰："暴痧也。"与桃仁承气汤三帖，帖重六钱。有少顷焉，来报安放。

鼓　胀

西洞院花屋街南里村甚右卫门来见师，曰："拙荆患鼓胀者二年余，更医代治温补殆尽，而疾愈笃。前日痰喘冲咽喉，倏忽瞑矣，举家大惊，遽延众医，皆曰'不可为也'，辞而去。余不堪永诀之情，亲按其少腹，阳气犹微，隐隐应掌，尚或如可活，请来视之。"师曰："移时且不可治，况逾日者乎？"固辞。复来曰："死者犹有余阳，人情岂忍敛之乎？愿君一诊之。"师往则脉无影响，视其腹上，青筋纵横如网，谓曰："此瘀血之症，月水滞者必久矣。"主人曰："然。"曰："吁！医治既误不可复活，实可悲也，余唯试示其瘀血。"即刺膏肓，角吸之，见黑血三四滴，呼吸仅复，沉吟之声若闻。因行脐灸脐灸法详方函。数十许，令人披被视之，恶血沾裀，脓血交下。一坐奇之，且请药，不与而去，遂死。

疳　虫

一妇人负婴儿来请治，曰："此儿生甫三岁，饮食无度，不须臾绝于口，禁之则啼泣喃喃，以骂母。且大便泄泻，往往下完谷。更医数家，皆不验，所在疳药几尽，然唯徒身体羸尫如此。"师诊之，脉细微，而指下或失之腹亦固脱，曰："世所谓疳虫，其证虽或危笃，许多神术奇方，死中犹得生路者，予往往睹之，然此儿比他之病疳虫者，则其证徐轻，而其腹脉最凶，非汤药之所能救也。余尝有一术，一儿病疳虫，其家甚贫窭，不能乞医药治，其父母相泣曰：'此儿固可死，宁从彼所欲。'于是纵其饮食，令厌饱，厌饱极而饮食自减，不逾月而其疾自治。今此儿亦当然作稀粥，随儿意而食之，则可。"妇大喜，月余果有效。

腹　痛

室街竹屋街北井筒屋某男，自壮年时患腹痛，发作有时，甚则其痛绞攻心下左右，突然上冲咽喉，辄呕逆不耐。使人扣其腹，或拳其背，可半时自收，荏苒已八年余，其痛苦益甚。至按压之，则非人手所能胜，乃制棍数个，两手持长五寸许者，压之痛处，非一二，或就壁倚柱支。以其长尺余者，号泣闷转，如蚓在灰，唯祈遄死耳。为之头发斑白，面色深黑，当此时医多束手，徒待其自收耳。乃延师视之，心下急，腹虚满，其状如抚气球。与赫赫丸，日三分。每至七日，则以大陷胸丸二钱下之，月余痊瘥。

经来腹痛

新街二条南山下总左卫门之妻，年四十余。每月事下，必先腹痛，与桂枝茯苓丸加大黄汤，继又用坐药数日，前阴出血块数个，大者类鸡卵，小者兔屎，月余乃已。

阳 明 热 厥

车屋街竹屋街南菱屋与兵卫，年六十余。冬月一日，干事纷冗，不暇食，及昏饥甚，然后吃饭。饭后将浴，猝倒于汤中，家人骇遽扶起，洒水其面乃苏。时四肢微冷，肌肤粟起，舌上燥裂，犹善饮热汤，医以为中寒，参、附交投，病势愈加剧。师诊之，脉微欲绝，心下石硬，舌生黄苔，即试与冷水饮之，病者用尽一盂，因与大剂白虎汤四帖。翌日来报曰："大汗如雨，衣被湿透，寅尾峻泻如倾。及至今朝渴已，诸症大退。"服前方凡三十余帖，复故。

梅 毒 身 痛

富小路松原南某氏妻，年二十有三。初其未嫁也，家道严肃，而女亦谨慎，既嫁后一岁，身体疼痛，痛处无定。召师诊之，有梅毒之情，师异之，乃顾见其主人。额有疮痕，大如钱，随熟视之，面目及手足梅候备焉，因知所传染，即与龙门丸三十丸，取泻数行。而某氏未服师术，因谋之他医，医曰："嗟呼！如此殆速其死耳，况琴溪氏丸散之峻烈，譬犹发火炮于腹内也。"某氏大惧，而谢罢，托之其医。医缓补逾月，屈

— 165 —

伸不随，病势弥留。有某氏之好友信先生者，苦谕之，彼服其言，再趋师门，叩头谢罪曰："向者蒙先生之庇也，未几为俗医所间沮，遂令病毒滋漫，若此今甚悔之，幸得蒙再顾先生之惠也，恳请甚切也。"因诊之，腰下至左膝肿起，按之痛，曰："此处既酿脓。"便命塾生某行熨法，法详方函。且敷膏。凡五日脓全成，乃割放取其毒脓，数日约三升余，仍与浮萍汤兼龙门丸，每服十三丸，数日里毒悉尽，眉宇方舒。

咳嗽臭痰脓血

有一男子，咳嗽吐臭痰，其中或交脓血，形色瘦白，音声欲出不出，居二年，病势愈进，百方不应。一日，烦躁闷乱，痰喘冲咽喉，遂昏昧不省人事。众医环坐，技穷不知所为，乃迓师诊。呼吸纤纤如断，如不断，即令洒冷水于其口，作萝卜汁强饮者一盂，双眼忽开，呼吸徐续。于是浸巾冷水匝缠自颈至胸肋，窥其少有知，而问痛苦，则开口能答。一坐骇且喜。师曰："此犹不可治，盖羁羁迟已久，病魔得志，精神遂乏，非药石所及，犹是而施药，医家之所耻也。"辞去，举家悲泣乞治不置，乃投石膏黄连甘草汤，翌日未及晡时而殁。

紫　斑

间街杨梅南田边备后者，年三十余。两脚以下，发紫斑。一医灸于下廉、上廉等穴，两脚麻木，紫斑仍不退。惧而告之，乃言是瞑眩也。灸火益不止，遂不能立，更延师治之。与桃花汤三帖，峻泻数行，翌复省之，则已，病愈出去。

下　血

界街绫小路北玉屋重二郎，年三十。病下血，旬余，其人常嗜酒，身体殊肥丰。师脉之，颇有力。按其心下悸，乃服桃花汤一帖，泻三五行而瘥。

中　暑

西洞院竹屋街北近江屋某儿，八岁。中暑，身灼热烦渴，四肢懈惰。一医与白虎汤，二旬余日，犹不效。先生曰："某氏之治，非不当，然其所不治者，以剂之轻也。"即倍前药与之，帖重十钱。须臾发汗如流，至明日善食，不日复故。

便　　秘

一娼，年二十。大便一滴不通者，三年。饮食动止犹无异常为之，费巴豆、大黄、芒硝诸药数斤，而皆不应。先生按其腹，虽甚硬，然无有如燥屎及块物一应手者，即作调胃承气加葱白汤与之，便利遂不失节。

谓胃承气加葱白汤方，于调胃承气汤方内加葱白大者十个。

发　　疹

东洞院五条南筱原屋仁右卫门之儿，年十三。每及冬，辄总身发疹，痛痒无度，待仲春和暖自收。如此者凡八九年，调治颇殚，尚无寸效。师脉之，及按其腹石硬，见其右手食指中节而断，曰："此疾未发以前，盖别有所患乎？"主人曰："然。自罹丙午回禄之厄，聊营藁盖以蔽雨露，硐碓釜灶亦浑然积坐。右时年甫三岁，其碓坠误扑儿之头，大破之，又笮指断之，即昏倒，遽灸之，或洒水面，赖得苏，而请外医治，数旬而渐愈，越二年而生此疾云。"曰："然。岂其不乎？"因与红花散，以紫丸下之，二旬余，复故。

恶　阻

室街三条北丹后屋市即右卫门之妻，年十九。妊娠时时呕吐，饮食不进，医以为恶阻疗之，及至三四月，饮食殆绝，形体羸尪。居常默默好居暗室，既而亦以为劳瘵，谋之先生。先生切其脉，按其腹，曰："是恶阻令然也，非瘵热也。便一物瓜蒂散之证也。"病妇以惮吐剂不肯服，师谕之曰："夫妊娠之于恶阻，经三旬若五六旬，则自愈而已。今室人所患不唯延过期，羸困甚极矣，若有外邪乘此，恐损坏胎，岂可不虞也？经有之：'妇人重身，毒之何如？曰：有故无殒。'今室人欲惮一朝之苦，而失万全之谋乎？"病妇乃服之，如法居二日，复省之，举家大喜且谢曰："初服散也，心中愦愦吐黄水及黏痰，自未至卯约二升余，心精间爽，食始进。"弥月分娩，母子无恙。

漏产浮肿

一妇人，妊娠八九月，血崩滔滔，须臾间满床，神气昏乏，四肢倦怠，胎竟为之堕，虚绝弥甚矣，且大便自利，小便不通，身因浮肿。医皆缚手待毙。先生往诊之，脉无力，唇色如脱，其他凶症无所不具矣。

以指按其肿上凹而不张，即作麦门冬汤与之。数帖下利止，小便大利。居三日，肿消与前方者，二十余日痊瘥。

麦门冬汤方：麦门冬五钱。

上一味，以水三合，煮取一合，温服。

痧毒眩倒

一男子，年五十余。无他病，然目眩率倒者，月一二，历六年。愈重，每日数发，先生诊之曰："痧也。"刺口吻取黑血合许，乃已。

蛔虫腹痛

一妇人，大腹痛，遂绝。众医围坐而议之，未能决。有木村道立者，膳所侯官医道仙之子也，年尚少，受业于先生。时陪父在坐，卒尔言曰："吾能治之。"道仙叱曰："默毋妄言。"一坐或曰："众议未能决，苟有术，乃可悉已道立，即以刀开牙关内，食盐一二掬取汤入口中。"有顷，下咽咽然有声者数四，呕出大小蛔虫若干，而后呼吸得复。

梅毒头痛目翳

一少年，传梅，惭父母闻之，且为世人所笑也，深秘之不言，因一友私买药治之。居一年，其毒入骨节，头痛身疼，犹托以为他病，已而两眼生翳，左不视物，于是因其家奴始告诸父母。父母闻大骇且惧，速轿之来请治。先生诊之曰："毒今已痼于上部矣，非熏之以轻粉、水银，恐失明。"病者有惮色，先生谕之以无害，强与其药。五日使人报曰："口中腐烂，涎沫流漓，发热重语，总身含斑。"先生往视之，谓曰："毋忧，此斑得尽发，而热亦自止，与浮萍汤。"越五日，又迓先生，先生往视之，其斑大发，热益炽，加之以微喘，其脉浮洪。先生叹曰："此虽病毒拔于外，而精气不续于内，吾误虚实而投药，予罪不知所谢也。"三日赴死。

梅毒咳嗽潮热

僧某，年三十余。患咳嗽潮热，声音哑，肌肤无润，有疮痕数点在颈、头及手足，曰："三年前发便毒时，未十日而自收，卒罹此患矣。"先生脉之，沉而细数，曰："毒积于里深矣，今非轻粉、朱砂辈以攻之，命不逾岁。"僧素畏其猛剂，又有他医禁之，不听于先生。居月余又招先生问之，又告如初。如此者三四，遂可之。即与七宝丸二十一钱，如法服之，口中反不腐烂，而吐出如黄水者日升许。十余日，而瞑眩稍止，时天行疫疠，更感之，即死。

传尸劳药

先生家传治传尸劳药名海带丸，尝从他医得之云。有一男子，年二十，患骨蒸热，诸治不效，因用其丸，曰："此丸能下虫，当异厕，以视之。"其人服之，经五日乃来谢曰："妙药也，诸症者退矣。始服此药，腹大楚痛，大便暴泻，实下二虫，皆长六寸余，一类石距，一类鲡鱼，眼口全备。自下此怪物，精神始爽云。"然月余复发而死。尔后，先生数取奇效，然皆不期复发而死，于是先生语二三子曰："功反为过，成亦寻败。乃如海带丸，医妄以为奇方，今余得之，适以误人，虽有捷效，亦贻大害，非唯无益，又促其命期矣，岂可复用之哉？"

腹痛吐酸

伏见柳屋与兵卫，患腹痛，时时吐酸水者，十有一年。颜色为之青黄，先生与桃花汤，佐以反胃丸，每服三十丸，不出一月，乃已。

耳轮作痛

小儿五岁，耳轮烦热，大痛，色如紫棠，乃刺耳垂，出死血立愈。

右身不仁

一妇人，年五十。右身不仁，常懒饮食，月事不定，每行必倍常人。先生以三圣散一钱，吐冷痰黏者三二升。自是食大进，因切其腹，胸满，心下至少腹动悸如奔马，与柴胡加龙骨牡蛎汤，数月痊瘥。

寒饮呕吐

一男子来请治曰："每食必胸膈满闷，而发呕吐，其谷气不吐尽则不罢，医者皆认为反胃，荏苒已二年，犹未见微效。"先生曰："此胸上有寒饮也。"乃与郁金散三钱，如法服之。吐黏胶者一升许，日一次，凡五日而痊瘥。

头痛眩晕

一男子，久患头痛，立则晕倒。医以为梅毒，与弓黄汤及轻粉、巴豆之类，攻之数百日。先生诊之，从心下至小腹拘挛如绳约之，乃与小建中汤百余帖，愈之。

痞满恶食

一男子，胸膈痞满，恶食气，动作甚懒，好坐卧暗处，百方不验，半岁。先生诊之，心下石硬，脉沉而数，即以瓜蒂散涌二升余，乃痊。

眩 晕

一男子，常病眩晕，百药不中。请先生，乃视膏肓边痧筋如罗，刺去黑血二三合而痊。

鹤膝风

一男子，左膝大肿，屈而不伸，时时烦疼，积年所谓鹤膝风也。先生视之，痧筋紫红，交为纹。因刺放血，每日一度，与桂枝加附子汤兼玄玄散，不逾月，痊瘥。又，某氏母亦有此疾，以前方治之。

腰　痛

一男子，腰痛不能动展者八年，先生与桃花加乌头汤乃已。

霍　乱

一男子，霍乱吐泻后，六脉绝，四肢乃厥，医皆束手。师浸巾热汤熨胸腹间，可半时，厥反，脉亦复，居五日自来谢。

耳聋腰曲

乌羽口人，年可六十。舆疾来请治。两耳聋，腰挛屈，为之箕踞者二年云。先生脉之，沉而有力。曰："是梅毒所沉结，与桃仁解毒汤，以熏药如法，七八日乃有起。"一日，遣门人足立文哉代诊之，时病夫大发吃逆，万方不收。文哉即按其章门边，吃逆辄应，而筑动。因角其上，忽然而愈，一坐皆惊。后三旬，其人徒行而来谢，两耳亦能听。

背　疡

盐屋喜兵卫者，年弱冠。背七椎旁发巨疮，根盘七寸许，疾痛如割。寒热往来，口渴，大便不利，精神厌厌无聊。来请治。其脉洪数，即与浮萍汤，酒下龙门丸一钱。四日来报曰："暴泻十数回，由是神气虽稍清豁，疮更益痛。"即遣门人关大岩代省之，还告曰："患上燃灼殆类痏。"先生曰："否。痧毒已，不日脓当成矣，仍与前方。"居五日，复省之，脓果成，割之寸许，刺入五分，脓血溢出，痛楚顿忘。因托之外医，不出数日，而自来谢，诸症全退，唯患处余脓滴耳。

腹　痛

近江屋某妻，月事不顺，小便数，大便常秘涩。一日，腹大痛，其痛筑湫不堪，急走人迓先生。至则昏倒气绝，四肢微冷，按其腹磊磊如囊沙石状，即作茴香煎熨其腹上，呼吸顿复。又熨之，大便大通，诸症渐渐退。至夜半，复腹痛、下蓄血及块物，而后腹和，脉为之动，与桂枝茯苓丸数帖康复。

茴香煎方：茴香十钱，樟脑五钱。

上二味，和烧酒三升，煮取二升，去滓。浸巾以熨患处，冷则换之。

瘀热发黄

醍醐村，有道士名戒善，其妻年可四十。总身发黄，以故医者，妄名黄疸。先生按之，至其脐下，则言痛不堪，与桃仁承气汤，十余日，全已。

背　疽

山科农定右卫门，年四十余。背右旁发疽，经八寸，犹无痛，其色紫黑，寒热往来，口渴咽干。其人素嗜酒，而甚惮医药，故唯以斗酒凌其疾苦。家人皆恐为之毙，要之欲令医药，虽百端唉之，然不肯服。曰："宁与生乎？汤药之苦不如死乎？"粉柏之甘，家人皆计穷而诉之先生。先生诊之，脉弦实，按背疽淳热如火，曰："余能从汝所好而治之。"乃与龙门丸二三百丸，日令服五十余丸。戒曰："必有下利，莫以有惮恐也。"渠喜，始服先生之言。后数旬来谢曰："初从服丸药，气宇方开；居十日，脓成则破出之；又服前丸，食饮日进，稼穑负载，愈于畴昔云。"

脱 疽

近江伊吹人寓麸屋街万屋久兵卫家，春秋未三十。初无所患，一日夙起，顿觉发热，左足烦疼者可半时，已而其五指生紫赤。自此黑气侵漫，几及膝下，泼汤燃火，其疼不啻大骇，遽来迎先生。往诊之，其左足五指头，已皆如煮枣，且有臭气，谓曰："脱疽也。若令此毒延散，则皮肉筋骨，悉皆腐烂而死，其变之速，乃在瞬息，由是殒命者，不知几千人也。凶毒如此，不可余药，古来唯有一方焉，涯于黑色处，而刀斩之耳，其他方剂以当此疾，譬犹萤火之烧，须弥又何益之有？"客曰："吾有老亲，在一旦忽尔亡于此疾，孰复有能耕稼以养其余年者耶？不孝之罪莫大焉，苟得免死，何治可惮，批切之惨，不足恐也。"即伸其左足，以请治，神色自若也。先生曰："果哉胆烈如此，则何法不可以施？余今有一法，于兹庶几使尔无蹇跛之患。"即以铧针从膝上至跗纵横乱刺，朱殷①可掬，其人晕倒，则饮冷水乃苏，复刺。自是三十余日，针刺日一万余，仍与浮萍加大黄汤兼以龙门丸。初行铧针也，犹除踝骨上，后有视将腐处则无所不刺也，而

---

① 朱殷：赤黑色，血液凝结的颜色。

毒气十减七八，约取血七升余。行之，凡三月始瘥。寓居日久，颇有归欤之叹，乃与前方数剂而去。明年来谢云："尔来负担尚无恙，然足跗指头，犹有黑色。"复刺取血，可一合，毒象回春。

胫不仁便常秘

一男子，口吻及足胫不仁，大便常秘，一年甚一年。他医或引峻剂，当之不应。先生诊之，其人伟躯禀颇丰，心中悸动如奔马，曰："可治矣。"作瓜蒂加甘草散三钱，食盐三匕，和白汤二合，分三服。戒言："当大泻，勿怪。"明日使人报曰："如教身体为之疲，腰脚委弱，莫能起，请速来视之。"先生断然曰："当矣，无伤，此瞑眩耳。经三四日，当治。"其翌日复报曰："未治矣，请速来视之。"曰："三日当立，不往。"又三日自来曰："果如命。"诊之，诸症悉退，转方桂枝加术附汤。

瓜蒂加甘草汤方：瓜蒂、甘草各等分。

上二味，末之，和食盐三匕。

腹痛脚挛

农清卫门母，行年六十有二。舆疾来曰："腹肚板痛，每日午至未，其痛苦尤甚，遂两脚挛急，不能步者三年矣，杂疗不验，赖仰公神方而已。"先生诊之，六脉紧弦，心下动。便阅两腿弯，则有紫络为罗纹，刺之血溯三四合，与导水汤，即日愈。归路不待轿而去，与前方凡百余帖。

膝肿脚痛

大津米牙仪兵卫者，年三十。其两膝下，内廉隆然，有肿引痛及全脚，见先生谓曰："商贾唯逐利，利之所在，东西南北，无不奔走。今疾如此，生产将废，衣食无所供。苟可速治，雄疗剧剂，所不难也。"即刺其肿处，数十次，取紫血约可二升，乃愈。

虫蛊痢

膳所糀屋嘉兵卫者，师之弟也。其女年十有四，热痢窘迫，腹肚筑痛，日夜百余行，水谷入口辄逆，惫羸日甚。藩医皆为疫痢，所行百方，一无应焉，于是主人自来具告之。师仓皇趋访之，面色未脱，脉微数，脐下磊乎如裹石，而抚之曰："是无他，蛔已久矣哉。藩医之妄举也。"即作海人草汤三帖，帖重三钱。与之少顷，上圊下细虫数百条，前症徐寝。师之归京也，既明旦矣，使人寻到曰："呕逆之谴特如忘。"复与三帖。帖重如前。"翌，复告曰："下三蛔，长各尺余。加餐倍于昔日。"凡三旬余痊瘳。

海人草汤方：海人草。

上一味，水煎。

胃中停水

山田村农吉右卫门，年三十一。每饮食辄格渟于胃管，而膈内冷如新蓄水，偏身痠重，运转为懒，常下利不已，由是不能从事耒耜者七年许。其所致医治，或以为风痰，或以为脾虚，皆不验。请先生，其脉伏不应，便戒病者曰："汝灌水，每日一度，灌讫则必可温覆而发汗。"病者曰："诺。"后七日来曰："如命者五日，偏身大轻。"乃与桃花加生姜汤百余帖，自是食和，大便以节通，脉亦现然。

血 证

摄津大板植木屋治兵卫者，年三十。造先生请治，曰："予始患疟疾，尔来二年间，通身蒸蒸烦热无已，又时觉两胁下有一块，冲于心切痛，不能禁，辄晕转自投地，更医数四，或以为风湿，或以为癎，尝闻先生芳誉，故来累先生，愿请一诊。"先生乃脉之，数而有力，按其小腹则痛，面色黯黑，而口吻为最甚。谓之曰："大便甚黑乎？"曰："然。""小便其频数乎？"曰："然。"乃顾二三子曰："试处方焉。"门人或以为痫，或以为奔豚，若疟母。先生曰："皆不然，夫以面色如煤，口吻如蛭，大便黑色，小便频数，是其血证之谛也。若与桃仁承气汤，必治矣。"病客曰："前年尝大下血三日，而宿疾全退，春来复如此，然则先生之言当矣，为黯医所误，羁迟久矣。今救予于嶮绝之间者，岂他哉？"乃行前方，不日有奇效。

梅毒耳聋喉烂

越前松山人某，年三十。患梅，两耳聋塞，咽喉赤烂，而得一窍。其会厌左边臭浓，不绝口。众医施疗，既百有余方，皆不验，断然自待死耳。曾闻师鸣医于京师，不远千里自来请治，曰："积年已误治，致患至如此，则死固不畏。宁死一得蒙先生之治，泉下无悔。况开生路于万一，何灵如之？"先生诊之，脉沉实，曰："非巴豆、轻粉无治。"其人有惮色，故先生舍之塾中以视轻粉之尝无害，以七宝丸，如法服之。及诸症稍消，复续七宝丸下之，或以四贤丹，洗其口内，凡月余痊瘳。

奔　豚

　　一男子，年三十。奔豚，日发一次或二次，甚则牙关紧急，不省人事，百治无功。先生诊之，脐下悸，按之痛，服茯苓、桂枝、甘草、大枣加大黄汤，兼反胃丸，二十丸。每日一次。旬余瘥。

图书在版编目（CIP）数据

北山医案；生生堂治验／刘星主编 . —太原：山西科学技术出版社，2023.4

ISBN 978 – 7 – 5377 – 6228 – 1

Ⅰ . ①北… Ⅱ . ①刘… Ⅲ . ①医案—日本 Ⅳ . ①R249

中国版本图书馆 CIP 数据核字（2022）第 215809 号

北山医案 生生堂治验

出 版 人	阎文凯
主 编	刘 星
著 者	北山友松 中神琴溪
责 任 编 辑	张延河
封 面 设 计	吕雁军

出 版 发 行　山西出版传媒集团·山西科学技术出版社
　　　　　　　地址　太原市建设南路 21 号　邮编　030012
编辑部电话　0351 – 4922135
发 行 电 话　0351 – 4922121
经 　　 销　各地新华书店
印 　　 刷　山西人民印刷有限责任公司

开 本　890mm×1240mm　1/32
印 张　6.375
字 数　122 千字
版 次　2023 年 4 月第 1 版
印 次　2023 年 4 月山西第 1 次印刷

书 号　ISBN 978 – 7 – 5377 – 6228 – 1
定 价　42.00 元